儿童常见疾病百问系列

丛书主编　谢鑑辉

湖南省科技重大专项"先天性颜面部畸形及消化道一体化防治研究"（2019SK1015）

湖南省卫健委课题"母亲声音联合摇篮曲对先天性消化道畸形患儿术后 PICC 穿刺中的应用价值"（20200332）

湖南省卫健委课题"基于奥马哈系统的新生儿肠造口延续性护理模式构建与应用"（20200298）

徐晓丽　李碧香　周崇高　主编

新生儿常见先天异常百问

学苑出版社

图书在版编目（ＣＩＰ）数据

新生儿常见先天异常百问 / 徐晓丽，李碧香，周崇
高主编． -- 北京：学苑出版社，2020.10
ISBN 978-7-5077-6034-7

Ⅰ．①新… Ⅱ．①徐… ②李… ③周… Ⅲ．①新生儿
疾病－先天性畸形－诊疗－问题解答 Ⅳ．①R726.2-44

中国版本图书馆 CIP 数据核字(2020)第 186584 号

责任编辑：黄小龙
出版发行：学苑出版社
社　　址：北京市丰台区南方庄 2 号院 1 号楼
邮政编码：100079
网　　址：www.book001.com
电子邮箱：xueyuanpress@163.com
销售电话：010-67601101（销售部）67603091（总编室）
印 刷 厂：北京虎彩文化传播有限公司
开本尺寸：710×1000　1/16
印　　张：12
字　　数：200 千字
版　　次：2020 年 10 月第 1 版
印　　次：2020 年 10 月第 1 次印刷
定　　价：40.00 元

前　言

先天异常也叫出生缺陷，顾名思义就是一出生就存在的疾病，指因遗传、环境或遗传环境共同作用，使胚胎发育异常引起的个体器官结构、功能代谢和精神行为等方面的疾病。

有个健康的宝宝是为人父母最大的愿望，但近年来，高龄、高危产妇比例不断增加，生育能力下降、妊娠并发症的增加以及环境污染等因素都增加了出生缺陷的发生风险。我国是出生缺陷高发国家，2012年，我国的出生缺陷发生率已达 5.6%，平均不到 30 秒就有一名缺陷儿出生，每年新增出生缺陷人口约 90 万例，其中出生时临床明显可见的出生缺陷约有 25 万例，这对家庭和社会都带来了沉重的精神压力和经济负担。因此，提高出生人口素质和儿童健康水平是推进健康中国建设和健康扶贫的重要举措。

随着产前诊断水平的不断提高，不少家长能够提前了解即将出生的宝宝是否存在某一方面的先天畸形。然而，他们并不知道宝宝的畸形能否治疗以及治疗的效果如何，因此感到恐惧和茫然。对于救治风险巨大、远期生活质量难以保证的先天性疾病患儿，需要根据专业医生的建议和家庭条件等权衡利弊。对于那些"可救治性"的先天畸形，需要系统化的产前诊断、选择手术时机、产后治疗与康复、提高患儿的生活质量，这才是应对这类出生缺陷的关键。

作为一名胎儿与新生儿外科医生，每当接诊到有出生缺陷患儿，面对家长焦急、期盼、信任的眼神，从内心深处感觉自己的责任重大。由于先天性疾病的复杂性，诊疗的难以预见性及患儿的个体差异等原因，导致手术难度大、恢复时间长及术后出现并发症等情况，所以科普先天异常患儿的疾病知识势在必行。希望通过本书的出版，可以使家长正确认识新生儿先天疾病，信任医护人员，积极乐观地面对疾病，取得良好的治疗效果。

全书分为六部分，从科普的角度，详细介绍了正常新生儿的特征及表现，正常新生儿的"异常"表现，胎儿期发现异常怎样处理，新生儿异常的症状表现，新生儿外观看得到的先天异常及内在看不到的先天异常。希望本书能给患儿及家庭带来帮助，助宝宝早日康复，也是我们最大的心愿。

本书在编写过程中得到了湖南省儿童医院专家们的支持与指导和胎儿与新生儿外科全科同事的积极参与。同时由于时间仓促，如有不当之处，敬请广大读者与同仁指正和谅解。

李碧香

2020 年 8 月

主　审

谢鑑辉　朱丽辉

主　编

徐晓丽　李碧香　周崇高

副主编

阳　惠　赵珍珍

编　委

（以姓氏笔画为序）

龙胜娟　印真香　伍志慧　伍新平　刘利爱

孙　慧　阳朋辉　何秀云　何英英　何雪萍

邹婵娟　胡　莎　夏仁鹏　夏　佳　唐玲艳

黄莉萍　龚潇华　粟　琳　谢欢欢　颜小娟

目录

第三部分 从胎儿看先天异常 **25**

第四部分　从症状看先天异常　**41**

☀ **肥厚性幽门狭窄** ☀

☀ **先天性巨结肠** ☀

☀ **先天性肠闭锁** ☀

☀ **先天性食道闭锁** ☀

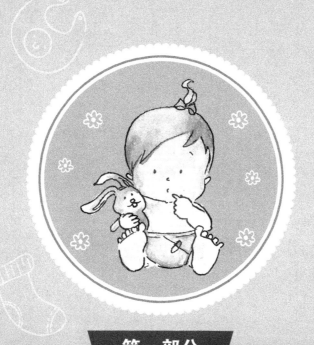

第一部分

正常新生儿

新生儿常见先天异常百问

1. 什么是新生儿?

自分娩后脐带结扎起，至出生后 28 天的婴儿，称之为新生儿。根据胎龄可将新生儿分为足月新生儿、早产儿和过期产儿。足月儿是指胎龄满 37 周至不满 42 周出生的新生儿；早产儿是指胎龄小于 37 周出生的新生儿；过期产儿是指胎龄满 42 周或超过 42 周的新生儿。

新生儿期是婴儿的脆弱期；在这一特殊时期，新生儿由寄居在母亲子宫内的生活方式迅速转变为与外界环境直接沟通的独立生活方式，并要逐步适应环境变化，对于初生的小生命而言无疑是一场巨大的挑战。新生儿为了适应各种环境，各器官需要进一步完善，功能需要进行重大调整，而对外界环境适应力差、抗病力弱的新生儿，就要为健康的成长度过一道道难关。

此期间如果对新生儿护理不当，更易导致疾病，或者原本出生时已患先天性疾病未能被及时发现，因此耽误了最佳的治疗时机。为了新生儿的健康成长，爸爸妈妈们需要对新生儿的生理特点及常见的异常现象有足够的认识，并做好新生儿护理、喂养和疾病的防治。

 2. 正常足月新生儿有哪些特征?

凡是胎龄在 37 ～ 42 周（259 ～ 294 天），出生体重 2500 ～ 4000 克，身长在 47 厘米以上，无任何畸形和疾病的活产婴儿，为正常足月新生儿。如果胎龄已足，但体重不足 2500 克的，称为足月小样儿。初到人间的正常足月新生儿，哭声响亮，肌肉有一定的张力，全身皮肤颜色红润，皮下脂肪丰满，胎毛少，头显得很大，呼吸微弱，四肢呈屈曲状，还像在妈妈的子宫里一样，几乎整天都在熟睡中。其外观特征为：

（1）体重：正常新生儿出生时体重平均约为 3000 克，女孩较男孩轻，正常范围为 2500 ～ 4000 克。出生后前 3 个月体重增长最快，一般每月增长 600 ～ 1000 克，出生后 3 个月末时的体重约为出生体重的 2 倍。如果体重增长接近此数值，说明喂养充足，营养合适，如果体重增长过慢或不增，除了疾病因素外，多数是由于喂养不当或腹泻所致。

（2）身长：身长是反映骨骼发育的重要指标。一般正常的新生儿身长约为 50 厘米，为平均值，每个新生儿均有个体差异，而早产的新生儿身高值就会小些。

（3）头围：指自眉弓上缘经枕骨结节绕头一周的长度，是反映脑发育和颅骨生长的一个重要指标。胎儿时期脑发育占各系统的领先地位，所以出生时头围相对较大，平均33～34cm。头围在1岁内增长较快，前3个月和后9个月都增长6～7cm，1岁时头围约46cm。1岁以后头围增长明显减慢，2岁时约48cm，15岁时接近成人，为54～58cm。头围过小或过大都属不正常，过小可能是脑发育不良，过大可能是脑积水或颅内肿瘤。

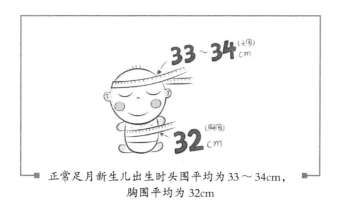

正常足月新生儿出生时头围平均为33～34cm，
胸围平均为32cm

（4）胸围：是沿乳头下缘经肩胛角下绕胸1周的长度，反映肺和胸廓的发育。出生时胸围比头围小1～2cm，平均为32cm，1岁时胸围和头围大小相等，1岁后胸围超过头围。

（5）皮肤：刚刚出生的新生儿皮肤呈粉红色，皮脂腺分泌旺盛。出生时皮肤上覆盖着一层胎脂，有保护皮肤不受细菌侵入及保暖的作用，颈部、腋下及大腿弯、小腿弯等处的胎脂可用消毒的植物油轻轻擦去。新生儿皮肤娇嫩，容易受损且易发生感染，所以要护理好皮肤，勤换尿不湿，勤洗澡、擦身等；衣服要清洁、柔软、宽松。

（6）呼吸：新生儿在出生后1分钟内就开始第1次呼吸了，以腹式呼吸为主，开始时不大会呼吸，且呼吸没有规律。需注意的是，不要把新生儿的腹部包得过紧，以免影响呼吸。新生儿的肺容量较小，但新陈代谢所需要的氧气量较大，所以只能增加呼吸次数来满足需要。正常新生儿呼吸每分钟为40～50次。如果新生儿安静状态下每分钟呼吸次数超过60次则需要警惕，可能患有肺炎或者其他疾病，应该及时去医院检查。

（7）心率：新生儿心率的特点是没有规律的，心率快而且波动大，一般在100～150次/分，平均120～140次/分。新生儿在吃奶、发热、活动、哭吵等情况下，由于新陈代谢增加而使体温每升高1℃、心率增加10～15次/分，休息和睡眠时减慢。心率持续增快超过正常范围，且在睡眠中心率无明显减慢者，应怀疑可能患有器质性心脏病。

（8）体温：新生儿体温调节中枢发育不完善，皮下脂肪薄，散热快，保暖能力差，容易受外界环境的影响。如气温高、包裹太多或太少都可以影响新生儿的体温。正常新生儿的核心温度（肛温）是36.5℃～37.5℃，腋下温度为36℃～37℃。一般情况下，当新生儿的肛温高于37.8℃，定义为发热，常因环境因素及感染所致。新生儿体表面积相对来说比较大，皮下脂肪薄，血管丰富，容易散热，加上体温调节中枢发育未完善，当环境温度降低，保暖措施不够，或热量摄入不足和受某些疾病影响时，很容易发生低体温，肛温低于36.5℃则代表低体温，需要保暖。低体温是一个危险信号，不仅可引起皮肤硬肿，并可导致重要组织器官的损伤，甚至危及生命，因此一定要注意保暖并及时就诊。

（9）四肢：新生儿四肢较短，呈外展和屈曲的姿势，颜色略呈青紫色。新生儿血液的分布多集中于躯干、内脏，四肢分布较少，易造成四肢发凉、肢端发青的现象，出生后一定要注意保暖。

（10）睡眠：新生儿每天大部分时间都在睡觉，有 18 ～ 22 小时是在睡眠中度过的。只有在饥饿、尿湿或受到其他干扰时才醒来。新生儿的睡眠时间因人而异，也有睡眠时间比一般婴儿少的，不能单以睡眠时间的长短来判断生长发育是否正常。

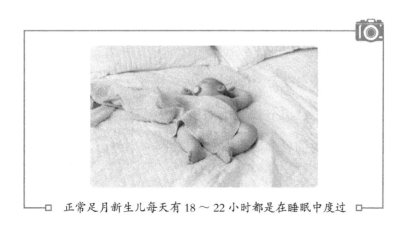

正常足月新生儿每天有 18 ～ 22 小时都是在睡眠中度过

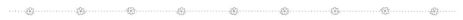

 3. 正常新生儿的大小便是怎样的?

正常新生儿在出生后 6 ～ 12 小时，会排出墨绿色大便，称之为"胎便"。胎便通常没有臭味、黏稠、呈墨绿色，主要是由胎儿吞入的羊水、消化液和胎儿脱落的分泌物等组成。这是积存了 9 个月的胎便，一般需要延续 2～3 天，每天 3～5 次，稠厚的墨绿便才能排干净。早产儿排泄胎便的时间会有所推迟，主要和早产儿肠蠕动功能较弱或进食延迟有关。待新生儿胎便排净后，向正常大便过渡，这时的大便为黄绿色糊状。多数新生儿在吃奶 2～3 天后，大便会呈现这一阶段特征，然后逐渐进入黄色的正常阶段。一般正常的新生儿，如为母乳喂养，大便次数每天可达 6～8 次，为金色、较稀的软便，大便中无奶瓣；如果用牛奶人工喂养，排便次数较母乳喂养新生儿少些，每天最多可达 4～6 次，粪便为浅黄色。

如果大便每天超过 8 次，或者大便中有奶瓣、黏液，或稀水便，就可能是病态，应及时去医院检查治疗。若宝宝出生后超过 24 小时不排便，应去医院检查有无消化系统方面的病变。

正常足月的新生儿在出生时膀胱中已经有少许尿液，大多数新生儿在出生后 6 小时内会排尿，如果出生后 24 小时仍未排尿，爸爸妈妈们应该特别注意。新生儿的正常尿量为每小时 1～3mL/kg，尿液呈透明的淡黄色。尿液颜色的深浅与进水量、汗液的排出有密切关系。如果进水多、出汗少，尿量就会偏多，颜色浅而透明；如果进水少、出汗多或正在发热，尿量就会减少，颜色也会变成深黄色。

4. 正常新生儿的感觉能力是怎样的？

新生儿出生后通过感官接受来自外界的刺激，因此，感觉能力的发育最早。如通过听觉听声音，通过视觉看光亮，通过嗅觉闻气味，通过味觉尝奶味，通过皮肤感受冷暖、疼痛等，这些都是感觉现象。感觉是新生儿的最初心理活动，是一切认识活动的基础。开发智力首先要重视的是感知功能的发育。

（1）听觉：刚出生的新生儿听力虽说不如成人，但是已经很灵敏。新生儿出生后对突然的响声有反应，会受惊，停止手脚乱动，2周后出现明显听觉。如果用持续、温和的声音在离新生儿耳朵10～15厘米处进行刺激，新生儿会转动眼球甚至转过头来。新生儿不仅有听力，而且喜欢听柔和、缓慢的声音。当然，最喜欢听的还是妈妈的声音，听到妈妈的声音能停止哭声，安静下来，并表现出专注倾听的神态，这大概是因为在子宫里听惯了妈妈的声音。爸爸妈妈平时要关注新生儿对声音的反应情况，同时要保证其耳道的卫生，不要随意掏耳朵，如果发现听力有异常要及时就诊。目前我国大部分地区出生的新生儿都要进行听力筛查，这对于尽早发现新生儿听力损伤很有帮助。

（2）视觉：许多爸爸妈妈都认为新生儿没有视力，看不见东西。其实，新生儿出生时就有了视力，对光已有反应，强光照射时会闭上眼睛，喜欢注视色彩鲜艳的物体，对红色和蓝色有不同的反应，喜欢注视轮廓线多和曲线轮廓物体的图像。但是，新生儿的视力很差，只能看见眼前60cm以内的物体，最适宜的距离约20cm，距离太远或太近都看不清楚。对新生儿视觉最早的刺激来自于妈妈的脸，因为吃奶时妈妈的脸与新生儿的距离正好约为 20cm。待到满月时，新生儿目光已经能注视近距离缓慢移动的物体。

（3）味觉：新生儿的味觉很敏感，能感受到什么是甜、酸、咸，并能做出不同的反应。新生儿一般喜欢甜味，尝后出现吸吮动作，不喜欢苦、酸、咸味，尝后会出现闭眼、皱眉、苦脸而转头避开。

（4）嗅觉：新生儿嗅觉发育较早，能区别不同的气味，能通过嗅觉寻找到妈妈的乳头。新生儿一般都喜欢妈妈身上的奶味，妈妈也能通过气味确定自己的宝宝，嗅觉成了母婴之间相互了解的一种方式。

（5）触觉：是新生儿与外界交流的最主要的方式，是最早发育（约孕 7 周）的感觉系统。新生儿对不同的温度、湿度、物体的质地和疼痛都有触觉感受能力。换言之，新生儿有冷热和疼痛的感觉，而嘴唇和手是新生儿触觉最灵敏的部分。习惯被包裹在子宫内的新生儿，出生后自然喜欢紧贴着身体的温暖环境。当抱起新生儿时，他（她）喜欢紧贴着你的身体，依偎着你，寻找安全感。他（她）喜欢妈妈怀里温暖的接触，喜欢大人轻柔地抚摸他（她）的身体，这种接触，使他（她）感到十分安全（有安全感）。当新生儿哭时，爸爸妈妈可以抱起他（她），并且轻轻拍拍他（她），可使其安静，舒适感、满足感增强。

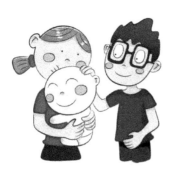

● 怀抱和抚摸新生儿可增加其安全感

5. 新生儿的动作发育怎样?

动作的发育是以骨骼、肌肉、神经系统的生理发展为前提。运动发育遵循从上到下、由近至远、从不协调到协调的规律。新生儿的动作发育是从头开始的。其全身动作发展的顺序依次是抬头、撑胸、翻身、坐、爬、站、走、跑、跳。

新生儿出生时全身只会无规律地乱动,动作不协调,也不能改变自己身体的位置。将他仰卧在床上时,头只能向左右转动,四肢会伸缩、弯曲做拥抱姿势;俯卧时四肢呈游泳状态,头不能抬起;到满月时试着抬头但无力,只能使鼻部离开床面,将头转向一侧便于呼吸;竖抱时头不能竖立。

6. 新生儿的语言能力怎样?

新生儿呱呱坠地的第一声啼哭,是他人生的第一个响亮音符。在生命的第一年里,其语言发展经过了三个阶段:第一阶段(0～3个月)即简单发音阶段;第二阶段(4～8个月)即连续发音阶段;第三阶段(9～12个月)即学话阶段。新生儿期处于简单发音阶段,新生儿在第一个月内偶尔会吐露"ei、ou"等音,这种"咿呀"语并不是在模仿大人,他这样做是为了听到自己的声音。他们还会用不同的声音表达不同的情绪。"咿呀"语和真正的语言不同,它不需要去教,但爸爸妈妈可以通过微笑和鼓励增加宝宝"咿咿呀呀"的次数。要把新生儿当成"谈伴"，耐心地和他交谈。

7. 母乳喂养的好处有哪些？

母乳是婴儿最理想的天然食品，科学家把母乳称为婴儿的天然高级营养品。妈妈的乳汁含有人类生命发展早期所需要的全部营养成分，这是人类生命延续所必需的，是其他任何哺乳动物的乳汁无法比拟的。母乳有以下突出的几个特点。

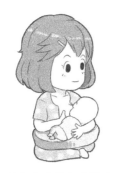

●母乳中的蛋白质最适合新生儿、婴儿的生长发育

（1）母乳中的蛋白质最适合新生儿、婴儿的生长发育。母乳所含的必需氨基酸比例适宜，蛋白质以乳清蛋白为主，在婴儿胃中能形成细小的乳凝块，有利于消化。母乳中所含18种游离氨基酸中，由半胱氨酸转化而来的牛磺酸是牛乳的10～30倍，牛磺酸能促进婴儿神经系统和视网膜的发育。

（2）母乳中的脂肪丰富，含有丰富的脂肪酶，可帮助消化脂肪。母乳含不饱和脂肪酸较多，除含有亚油酸、亚麻酸外，还含有微量的花生四烯酸和二十二碳六烯酸（DHA），胆固醇也丰富，这些物质都有利于婴儿的神经系统发育。

（3）母乳中90%的碳水化合物为乙型乳糖，有利于新生儿脑的发育；促进双歧杆菌、乳酸杆菌的生长，产生B族维生素；促进肠蠕动；也有利于钙、镁和氨基酸的吸收。母乳中还含有糖脂、糖蛋白、核苷酸及低聚糖。低聚糖是母乳特有的，可阻止细菌粘附于肠黏膜，促进乳酸杆菌的生长。

（4）母乳中的矿物质含量比牛乳更适合新生儿、婴儿的需要。由于新生儿、婴儿肾脏的排泄和浓缩能力较弱，食物中的矿物质过多或过少都不适于新生儿、婴儿的肾脏及肠道的耐受能力，会导致腹泻或增加肾脏的负荷。

母乳中的钙含量比牛乳低，但钙磷比例适当，为2：1，有利于钙的吸收。铁的含量母乳与牛乳接近，但母乳中铁的吸收率可高达50%，远远高于牛乳。母乳中的锌、铜含量也高于牛乳，有利于新生儿、婴儿的生长发育。

（5）母乳中维生素的含量易受乳母营养状况影响，尤其是水溶性维生素和脂溶性维生素A。母乳的维生素A、维生素E及维生素C一般都高于牛乳。除维生素D、K外，营养状况良好的乳母可提供婴儿所需的各种维生素。

（6）母乳含许多免疫活性物质，包括丰富的免疫活性蛋白，如乳铁蛋白、溶菌酶、分泌型免疫球蛋白以及低聚糖等，母乳中的免疫蛋白有抵抗肠道及呼吸道等疾病的作用，而且不受胃液及消化过程的破坏，直接进入体内，是任何配方乳所无法替代的。

　　母乳喂养可满足新生儿、婴儿营养需要，且经济方便、清洁卫生，对母亲及新生儿、婴儿有许多持续有益的心理及身体健康效应；同时，母乳喂养有利于增进母子间的感情。

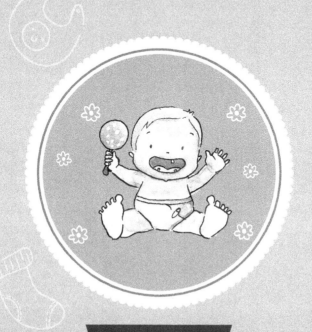

第二部分

正常新生儿的"异常表现"

新生儿常见先天异常百问

1. 新生儿的体重怎么下降了?

新生儿出生后第 1 周内,体重往往会比出生时轻,有的爸爸妈妈不知缘由,很是担心。这种新生儿体重下降的情况,是一种正常现象,称"生理性体重下降",一般比出生时要轻 3% ~ 9%,但其减少的体重一般不超过出生体重的 10%。如果能做到对新生儿正常喂养,生后 10 天左右,就可恢复到出生时体重,早产儿在 2 ~ 3 周也可以恢复。新生儿体重下降主要是胎儿出生后排出了胎便和小便,吐出了较多的羊水和黏液以及呼吸和出汗排出一些水分等由于摄入少、排出多所致。因此,新生儿这种体重下降不是病,在这种情况下,只要给新生儿多喂些糖水、提前哺乳,保持奶量充足,就可以减少"生理性体重下降"现象,甚至可以杜绝这种现象的发生。

但是,如果新生儿体重低于出生时体重的 10%,或 2 周还没有恢复到出生时体重，则需考虑是否有摄入奶量不足、吐奶、腹泻或其他疾病，应及时到医院就诊。

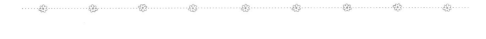

 2. 新生儿的皮肤为什么发黄了？

对于刚出生的新生儿而言黄疸是一个比较常见的现象，是胆红素在体内积聚所引起的。胎儿在母亲体内时，氧气靠母体的血液提供，由于血液中氧的浓度有一定限量，而母体本身也需要氧气，胎儿为了适应这种情况，要得到足够多的氧气，就得增加血液中红细胞的数量。出生后，新生儿建立了自主呼吸，从大气中吸收氧气，不需要那么多的红细胞，多余的红细胞被破坏后，造成血液中胆红素增加。又因此时新生儿正常的各种肠道菌群关系还没有建立，肝脏功能不健全，不能及时处理这些增加的胆红素。因此，这种胆红素就像黄色的染料一样，将新生儿的皮肤、黏膜和巩膜染黄，出现我们常说的"黄疸"。

新生儿黄疸，又分为生理性黄疸和病理性黄疸。新生儿除皮肤发黄外，全身情况良好，医学上叫新生儿生理性黄疸。生理性黄疸是由新生儿胆红素代谢决定的，是新生儿最常见的生理现象。一般在出生后2～3天出现，有的巩膜也发黄，第4～5天最明显。足月儿的黄疸症状在出生后2周内消退，早产儿可延迟到3～4周消退。

新生儿生理性黄疸一般表现轻微，8～12天后自行消退，无须治疗，可尽早开奶喂养促进排泄，或在早上、傍晚太阳光线不太强（注意保护好宝宝眼睛）的时候,带宝宝多晒太阳也可以促进胆红素的排泄。这种黄疸如果发生于早产儿则较重，出现早而退得晚。新生儿如果出生后24小时内出现黄疸,而且持续2～3周都不消退,甚至有加重迹象,皮肤黄疸加深的速度过快或消退后又再出现,多属病理变化。一般来说,如果仅仅是面部黄染,为轻度黄疸;如果躯干部皮肤黄染,为中度黄疸;如果四肢和手足心也出现黄染，则为重度黄疸，多为病理变化；如果新生儿大便呈白陶土色，就可能是病理性黄疸，应及时去医院就诊。

3. 新生儿鼻尖、鼻翼上长白色小疙瘩，皮肤脱皮是怎么回事?

　　新生儿出生后，不少家长发现，宝宝鼻尖、鼻翼上长了许多白色的小疙瘩。在鼻尖、鼻翼、面颊部长出的这种1～2mm大小的黄白色丘疹，称为"粟粒疹"。其表面光滑，呈球状，顶端尖圆，上面覆盖极薄表皮，用手挤压可见坚实的角质样球状颗粒。粟粒疹多于新生儿出生时或出生后不久开始出现，是新生儿皮脂腺功能未完全发育成熟所致。粟粒疹不疼不痒，无不良反应，也无须治疗，几个月后可自行消退，不可自行挤压，以免引起局部感染。

　　几乎所有的新生儿都会有脱皮的现象，有时为轻微的皮屑，有时是像蛇一样的脱皮，有时甚至是大块大块地脱落。这种脱皮现象在新生儿全身各个部位均可能出现，但以四肢、耳后较为明显。出现这种情况时，爸爸妈妈们不要害怕，这是一种正常生理现象。是由于胎儿一直生活在羊水里，出生后刚接触外界环境，皮肤开始干燥，表皮逐渐脱落所致。一般 1～2 周后就可自然脱落，呈现出粉红色、非常柔软光滑的皮肤。由于新生儿的皮肤角质层比较薄、皮肤下的毛细血管丰富，脱皮时，爸爸妈妈们千万不要硬往下撕，洗澡时任其自然脱落，否则会损伤皮肤，引发感染。新生儿脱皮是一个正常的过渡反应，不过，也有些脱皮现象是某些疾病所引起的，如鱼鳞病、脂溢性皮炎、湿疹、新生儿红斑狼疮等，此时需要去医院做详细的检查。

4. 新生儿"马牙"和"螳螂嘴"需要治疗吗？

有些新生儿在上腭中线两旁或牙龈边缘可见散在的、黄白色米粒大小的颗粒，俗称"马牙"。这是正常上皮细胞堆积或黏液腺分泌物积留而成的，经过数周或数月可自行消退，无须进行特殊处理，对新生儿吃奶及将来出牙也不会有什么影响。但有的老人，认为它影响小儿

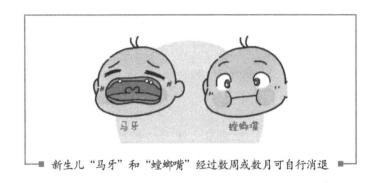

马牙　　螳螂嘴

新生儿"马牙"和"螳螂嘴"经过数周或数月可自行消退

吃奶和将来长牙，用粗布蘸上盐粒子用力摩擦，直至擦破流血，或直接用针扎。这是非常错误的、不科学的、不卫生的操作，为细菌的侵入打开了缺口，还可能引起口腔炎、牙龈炎或败血症，甚至危及生命。

新生儿口腔两侧的颊部有一个隆起的脂肪垫，俗称"螳螂嘴"，这个脂肪垫，对吸吮有利，不应挑割，以免发生感染。

5. 新生儿打嗝是怎么回事?

大多数新生儿都会经常打嗝，这是由于胃上方的横膈膜肌肉痉挛所致。吃奶过急过快或刚吃完奶大声啼哭或吸入过量空气，都会造成胃膨胀，导致打嗝，这种打嗝会持续较长一段时间才停止。当我们看见宝宝"打嗝"时，抱起来拍一拍或喂一点水，大部分都会停止。特别是当新生儿饥饿大哭时，一定要抱起，先拍一拍再喂奶，喂完奶后还要竖起来抱着，轻轻拍打背部，连续多拍一拍，最好能打出饱嗝（称拍嗝）。

拍嗝时，我们的五根手指并拢靠紧，手心弯成接水状（空心掌），确保拍打时不漏气，同时注意拍打的力度，以不让宝宝感到疼痛为宜。每次拍嗝时，可伴随着吃奶的过程分次来拍，不必等到全部喝完，这样对消化吸收很有帮助。特别是容易胀气、溢奶、吐奶

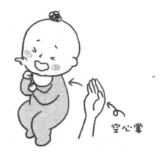

●拍嗝要用空心掌

的宝宝，在开始喂奶后就要先拍嗝，可以有效避免胀气或吐奶。打嗝这种现象一般到新生儿出生 4～5 个月之后就会减少，家长们不必过于担心。

 ## 6. 为什么有的女婴儿会有月经和白带？

新生女婴儿，有的出生后 5～7 天，阴道会有白带分泌，或者阴道有出血现象，看到这种症状，爸爸妈妈不必惊慌，这是因为女婴在母亲体内时，她的阴道上皮受母体雌性激素的影响而增生。当胎儿出生后，这种影响突然中断了，而新生儿本身还没有内分泌周期性的作用，增生的阴道上皮就此脱落，随分泌物排出，形成所谓的白带。同样，子宫内膜脱落排出，就有了阴道流血的现象，这就是假月经。这种现象一般发生在出生 1 周之内，是正常的生理现象。出现此种情况，无须治疗，只要保持外阴清洁，2～3 周后就会自行消失。

 ## 7. 为什么新生儿乳房肿大，乳头挤不得？

新生儿出生后 3～5 天，不论是女婴还是男婴，均有可能出现乳房肿大的现象。新生儿乳房肿大通常为双侧对称性肿大，大小不一，为蚕豆至鹌鹑蛋大小，有时还会分泌出少量淡黄色奶汁。这种乳房肿大的现象是一种正常的生理现象，称为生理性乳腺肿大。一般生后1周左右乳房肿大最为明显，2～3周就会自行消失。这是由于母体雌激素影响突然中断造成的。出现此症状时，不需要治疗，更不要用手去挤压，以免损伤乳腺组织和引起继发感染，严重者可导致败血症。

8. 新生儿睡觉时为什么会惊跳?

对于小婴儿，尤其是3个月之内的小婴儿，睡觉惊跳是正常的现象，主要是因为小婴儿神经系统发育还不完善，大脑皮层发育不成熟，所以受刺激的时候特别容易引起兴奋。当婴儿受到一点点的声音刺激，就会出现四肢、身体无意识的抽动或抖动，通常称之为"惊跳"。此种现象会随着宝宝的不断发育、各个系统的逐渐完善，而逐渐减轻。但是如果3个月以上的婴儿，睡觉总是频繁惊跳，就需要引起重视，需要到医院检查。

9. 新生儿的手指为什么掰不开?

不少家长发现，新生儿的双手总是攥着拳头，拇指和掌心贴在一起，而其他的四个指头压住拇指。为此新手爸爸妈妈们非常惊慌，不知是怎么回事，并且试图掰开宝宝的手，尤其是掰拇指，且掰手指过程中总要费点力气，便以为新生儿有什么疾病，忙去找医生看，其实这是正常的生理现象。因为婴儿大脑皮质发育尚不成熟，手部肌肉活动调节差，造成了屈手指的屈肌收缩占优势，而伸手指的伸肌相对无力，表现为紧握两只拳头的现象。而年龄越小，这种现象越明显，这叫作"握持反射"。随着婴儿的成长，待到了 3～4 个月，这种情况逐渐好转，一般 6 个月时基本消失。

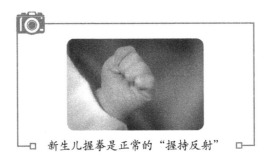

新生儿握拳是正常的"握持反射"

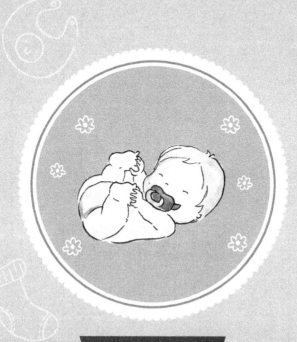

第三部分

从胎儿看先天异常

新生儿常见先天异常百问

1. 怀孕前要做哪些准备?

（1）做健康检查：爸爸妈妈们都想要一个健康的宝宝，那么在日常生活中需要注意的事情就很多。因为胎儿在发育期间会受到各种因素的影响，大家都十分害怕畸形儿的出现，而想要最大程度避免不健康宝宝的出生，预防工作就显得尤为重要了。孕前检查不同于常规体检，主要是针对生殖系统和遗传因素所做的检查。孕前检查最好在怀孕前3～6个月时做，夫妻双方都要做检查。如果有一些基础疾病要尽快治疗，在医生指导下怀孕。还要做一些遗传方面的检查，检测有没有遗传性的疾病，生殖系统有没有感染的情况、有没有解剖结构的问题等。

（2）最佳生育年龄：女性生育年龄21～29岁为佳，男性生育年龄23～30岁为好。通常在此之前，女性的生殖器官和骨盆尚未完全发育成熟，如过早婚育，妊娠、分娩的额外负担对母亲及婴儿的健康均为不利，难产的概率也会大大增加，甚至造成一些严重的并发症和后遗症。

当然，医学界也不提倡女性过晚生育，一般女性不宜超过30岁才开始生育。年龄过大，妊娠、分娩中发生并发症的机会增多，难产率也会增高。尤其要避免35岁以后再怀孕，因为卵巢功能在35岁以后逐渐趋向衰退，卵子中的染色体畸变的机会增多，容易造成流产、死胎或畸胎。

（3）最佳身体状态：父母的健康是优化下一代身体素质的基础，计划受孕最好是在男女双方都处于体质健壮、精神饱满的状况下进行，为此可以进行慢跑、游泳、瑜伽、登山、跳舞等各种适量的锻炼。

孕前3个月至整个孕早期都应该补充叶酸。怀孕前6个月停服避孕药品，使生育机能有足够的时间逐渐恢复过来。停服避孕药期间，可以采用别的避孕方法，如男用避孕套等。孕前因病或其他原因服药时，也要特别注意，要同医生商量，了解是否会对胎儿产生不良影响。因为一些药在体内停留和发生作用的时间比较长，在计划怀孕前3个月服药应当慎重。计划怀孕前还应远离放射线、戒烟酒，使身体保持在最佳状态。

（4）最佳心理状态：在夫妻感情融洽、家庭气氛和谐的情况下，受精卵就会"安然舒适"地在子宫内发育成长，生下的孩子就会更健康、聪慧。妈妈愉快乐观的情绪，会使血液中增加有利于胎儿健康发育的化学物质；如果妈妈处于紧张、焦虑、忧郁、悲伤的情绪，会使血液中有害于神经系统和其他组织器官的物质剧增，通过胎盘影响胎儿发育。

因此，在计划怀孕前，夫妻双方关于何时要宝宝、怀孕期间以及宝宝出生以后如何安排好家庭生活都要达成共识，在这样的心理基础下受孕，最有利于家庭幸福，宝宝也才能有一个良好的成长空间。

 2. 孕妈妈能用药吗？

任何药物，包括维生素类的营养药物，既有其治疗作用的一面，又有其不良反应的一面。药物在孕妇体内可以通过胎盘运送到胎儿体内，甚至达到和母体内的药物浓度相等的程度。胎儿对药物的致畸作用最敏感时期是怀孕 3 个月之内。在这段时间里，胎儿各器官都开始发育，如果在器官细胞合成分化过程中受到药物的干扰，就会造成胎儿器官畸形。对胚胎和胎儿有比较明确影响的药物有：四环素类药物、链霉素和卡那霉素、氯霉素、磺胺类、阿司匹林、巴比妥类药物，各种激素、抗癌药等。因此，孕妇用药时应注意：妊娠期间要少用或不用药物；任何药物的应用均要在医生的指导下进行。

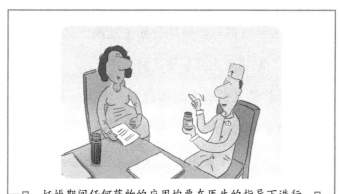

妊娠期间任何药物的应用均要在医生的指导下进行

3. 怀孕前要做哪些基本检查?

"TORCH"检查：子宫内感染是影响胎儿生长发育的重要因素，目前已知的主要病原体有：弓形虫（T）、风疹病毒（R）、巨细胞病毒（C）、单纯疱疹病毒（H）以及其他病毒（O），如人乳头状病毒等。这一组病原体感染称为 TORCH 病群。医学研究证实，孕妇如果感染了上述任何病原体，均有可能在孕、产过程中感染胎儿，导致流产、死胎并引发畸形、先天智力低下、神经性耳聋等症状。有些人认为，自己身体一向很好，孕前也没有感冒、发烧，没必要做这项检查。其实不然，因为大多数成人感染"TORCH"后没有明显症状，不易被觉察，必须通过化验才能发现。对孕前发现 TORCH 抗体阳性者，应在专业医生指导下进行治疗和定期监测，直到抗体转阴后方可考虑怀孕。

乙肝病毒检查：夫妻双方孕前要检查是否携带乙肝病毒。因为乙肝病毒能通过胎盘传染，导致胎儿出生后即成为乙肝病毒携带者。孕前检查若出现大三阳及肝功能异常者，应暂时避免怀孕而进行治疗。若为乙肝小三阳，应进一步定量检测乙肝病毒 DNA，判断其传染性，乙肝 DNA 检测阴性者可以怀孕。孕期及新生儿娩出后 24 小时内肌注乙肝高效免疫球蛋白，防止新生儿感染乙肝病毒。

妇科检查：孕前最好做一次妇科检查。因为一些生殖道致病微生物如淋球菌、梅毒螺旋体、沙眼衣原体等，也可引起胎儿宫内感染，影响胎儿的正常发育。如果发现上述致病微生物感染，应推迟受孕时间并进行积极的治疗。如果孕前患有霉菌性或滴虫性阴道炎，应在治愈后再怀孕。此外，还应该在孕前做一次 B 超检查，了解子宫及其附件的情况。

4. 孕妈妈要远离哪些不良环境？

从受精卵形成后的 6 周内，胎儿都处于一种高度敏感和脆弱的时期，外界环境的不良刺激容易导致胎儿畸变，妊娠 3～8 周为致畸敏感期，所以孕早期一定要远离不良的环境，如放射线、高温、有电离辐射的仪器、烟熏环境、噪音环境、农药污染、室内装修污染等。如果孕妈妈长期生活在有污染的环境之中，那么胎儿在发育过程中也会受到这些有毒物质的影响，产生细胞分裂、组织器官改变，而染色体发生突变则是导致胎儿畸形的主要原因。目前，几乎所有的产科医生都认为，新生儿缺陷的比例有所上升，这跟环境污染、室内装修有较大的关系。

5. 孕妈妈为什么要禁烟酒？

孕妈妈如果经常吸烟或被动吸二手烟，烟草中的有害物质会进入胎盘，影响胎儿的生长发育，增加胎儿生长受限、流产、早产、低出生体重、先天性唇腭裂、先天性心脏病的风险。如果在怀孕期间喝酒，酒精从妈妈血液流入胎盘，可能会对胎儿神经、身体造成影响，甚至还可能会导致新生儿残疾，而且现在并没有一个安全的酒精量，所以准妈妈一定要做到滴酒不沾。

6. 孕妈妈可以化妆吗?

有的妈妈很爱美，怀孕之后依然改不掉化妆的习惯。一项调查表明，天天浓妆艳抹者胎儿畸形的发生率高。化妆品对胎儿畸形发育会产生不良影响主要是因为其中含有砷、铅、汞等有毒物质，这些物质

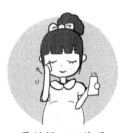

● 孕妈妈可以使用一些温和、无刺激的孕妇、婴儿专用护肤品

被孕妇的皮肤和黏膜吸收后，可透过血胎屏障，进入胎儿血循环，影响胎儿的正常发育。此外，化妆品中的一些成分经阳光中的紫外线照射后会产生有致畸作用的芳香胺类化合物质。所以孕妈妈最好不要使用化妆品，可以使用一些温和的、无刺激的孕妇、婴儿专用护肤品。

7. 怀孕了还能养宠物吗?

很多人都爱养宠物,但是准备怀孕的家庭不宜养。阿猫阿狗为何会给孕妈们带来如此大祸呢? 这是因为猫、兔、狗等几乎所有哺乳类动物均有弓形虫的自然感染,而这种原虫会引起人畜共患的寄生虫病。其中,小猫咪引起的感染率最大。弓形虫感染之后的孕妇,发生流产、胎儿畸形的可能性大幅度增加。所以,在怀孕期间,孕妈妈们还是要跟宠物划清界限,以免感染。

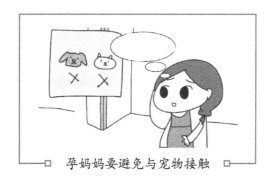

孕妈妈要避免与宠物接触

 ## 8. 发现怀孕后才吃叶酸还有用吗?

补充叶酸是预防胎儿神经管畸形的重要手段,是胎宝宝生长发育中不可缺少的营养素。建议叶酸最好在孕前 3 个月就开始吃,同时主张孕前妻子和丈夫一起服用。虽然现在计划生育的育龄夫妇越来越多,但意外怀孕的仍不少。宝宝不期而至,让准爸妈又喜又惊。但听说孕前就要吃叶酸片，那怀孕了再吃还有用吗？专家表示，发现怀孕后，只要是在 3 个月以内，还是很有必要吃叶酸的。但如果过量摄入叶酸不但起不到预防胎儿畸形的作用，反而容易导致准妈妈缺锌。

 9. 哪些人需要做优生和遗传咨询？

现如今，优生优育的观念已经深入人心，大多数年轻的爸爸妈妈在怀孕前会做相应的检查，调整好身体，用最好的状态迎接宝宝。

如果曾经有过自然流产、死胎、胎儿发育畸形、新生儿不明原因死亡、有先天缺陷儿生育史、家族成员中有遗传疾病或先天智力低下的、35 岁以上的孕妇或丈夫 45 岁以上者等，在怀孕前都应到医院遗传优生咨询门诊进行咨询。医生会根据病情建议做进一步的检查，判断是否会因遗传因素导致流产、死胎；检查双方 ABO 血型系统、RH 血型系统以排除母体血型不合的情况；男方可检测精液常规，了解精子的数量与质量，通过上述检查找出病因。

 10. 怀孕后做什么检查可以发现胎儿异常？

每个准妈妈都希望生一个健康的宝宝，所以在孕期就要多多注意，按时做一些相关的检查项目，这样才能看出孕妇和胎儿是否健康，帮助宝宝健康成长。因此每位准妈妈都应重视起来，不要认为这些检查是可做可不做的。

过去由于医疗技术水平的限制，在胎儿排畸方面效果不尽如人意，所以胎儿畸形的概率一直比较大。现在可以通过各种孕期检查来排查胎儿畸形的情况。目前，我国对重大胎儿畸形进行孕期筛查的项目主要包括：21- 三体综合征、18- 三体综合征、开放性神经管缺陷、无脑儿、重度脑积水、某些严重的先天性心脏病等。

（1）胎儿 B 超：是检查胎儿畸形的常用方法，一般在怀孕 20 ～ 24 周检查，此时，胎儿的各个脏器都已经能通过 B 超清楚地显现出来，如果行 B 超检查发现胎儿患严重的、难救治的畸形，就应权衡利弊，进行流产，以免拖至妊娠晚期给孕妇造成更大的痛苦。但并不是所有的畸形胎儿都能用 B 超检测出来，因染色体异常而导致的先天愚型儿或一些微小畸形，B 超就测不出来；有些畸形要到妊娠后期才能表现出来；由于超声的分辨率有限，有些畸形在超声检查时测不出来。

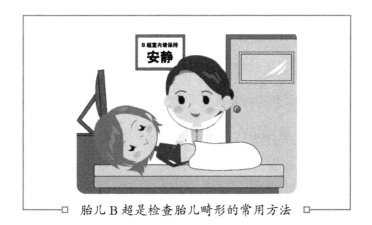

胎儿 B 超是检查胎儿畸形的常用方法

（2）胎儿磁共振检查：磁共振因具有多位成像、软组织分辨率高、无辐射、对胎儿安全等特点，在产科的应用十分广泛，具有广阔前景，并已成为产前诊断中对超声检查发现的胎儿异常的重要验证和补充诊断手段。尤其在诊断胎儿中枢神经系统异常，如鉴别脑出血等方面有较为突出的表现。

（3）介入性产前诊断：介入性产前诊断是通过羊水穿刺、脐带血穿刺等技术，可以对胎儿细胞进行染色体核型分析、基因检测，从而对某些胎儿先天性疾病做出诊断。

（4）血常规、肝肾功能、乙型肝炎病毒学、丙型肝炎检查：血常规检查主要是看准妈妈有没有贫血，正常值为 100～160g/L。如果是轻度贫血的话对准妈妈的健康和顺利分娩没有什么影响，但如果是重度贫血，则会导致早产、宝宝体重太低等情况。肝肾功能、乙肝、丙肝病毒学检查主要是看孕妇有没有肝肾功能异常或乙肝、丙肝病毒感染，这些病毒也会通过胎盘传播给胎儿。

（5）唐氏综合征产前筛查：唐氏综合征产前筛查可分为两个阶段进行，第一阶段是早孕唐氏筛查，是在怀孕的第 9 周到 13^{+6} 周这个时间进行，并结合颈后透明层厚度的检查，来合并计算出唐氏综合征的风险。颈后透明层厚度的检查在怀孕第 11 周到 13^{+6} 周时进行最为合适。所以早孕期唐筛一般都是在 13^{+6} 周之前进行。第二阶段是中孕期唐氏筛查，只是血清学检查，可以在妊娠的第 14 到 20^{+6} 周时进行。唐氏筛查这种检查方法对胎儿并没有伤害，而且操作简便，可筛查出先天性的愚型胎儿。

（6）血型检查：血型检查是非常必要的，以备生产过程中有不时之需，所以孕妇一定要了解自己的血型。

（7）艾滋病的血清学检查：艾滋病是一种危害性极大的免疫系统缺陷疾病，艾滋病的病原体是HIV病毒。病毒可对人体的重要器官进行侵犯，导致死亡的严重后果。

（8）淋病的细菌学检查：淋病一般是通过不洁的性交而传播和感染的，由淋病双球菌传播。如果便盆、衣服等物品被淋病病菌污染的话也会传播。除此之外，还可以通过患病孕妇的产道传染给宝宝。

（9）梅毒血清学试验：如果孕妇患梅毒的话，就会通过胎盘将梅毒螺旋体直接传给胎儿，导致新生儿患先天性梅毒。

（10）尿常规检查：主要是检查尿液里面的酮体、糖和蛋白是否有异常。

总而言之，孕检对于孕妇来说有着非常积极的意义，孕检可以让医生对孕妇的病史、目前健康状况等有更深入的了解，以便更好应对分娩时的各种突发状况，保护孕妇和胎儿的健康。在孕检以后医生可对孕妇提出指导性的建议，使胎儿更聪明健康。

11. 胎儿畸形都能检查出来吗?

因为目前医疗科技水平有限，并不是胎儿所有的问题都可以通过产检来发现。产检对胎儿状况的检查主要还是依靠医生对所有检查综合判断，家属很难根据超声结果进行判断。如果对诊断结果有疑问，可以到上一级的医疗机构就诊。超声检查是有局限性的，受到被检孕妇腹壁情况、胎儿体位等因素影响，也可能存在漏诊或误诊。而且，在畸形没有发展到一定程度时，有可能不被超声波完全显示，因此超声检查不能完全排除所有的胎儿畸形。同时产检的检查结果和胎儿的体位、结构异常的程度均有关系，并不是胎儿所有的结构上的异常都可以被发现。如果胎儿的部分肢体存在遮挡，那么医生是很难明确检查出来的。但是胎儿如果存在着重大的畸形，还是可以发现的。产检的 B 超检查，可以发现胎儿大部分结构上的问题，主要是检查胎儿是否存在脑积水、脊柱裂、先天的单腔心和无脑等症状。如果胎儿存在这些症状，那么出生后存活的可能性很小。

12. 产前诊断与咨询有什么作用？

产前诊断又称宫内诊断或出生前诊断，是预测诊断胎儿出生前是否患有某种遗传性疾病或先天畸形的方法。通过预测诊断，掌握时机，对可治疗性疾病，选择适当的时机进行宫内治疗；对于不可治疗性疾病，能够做到知情选择。产前诊断与产前筛查不同，技术要求更高，要诊断的疾病也更加复杂。因此，不可能像产前筛查那样要求人人都做，只适合一些有高风险率的孕妇，有针对性地进行某项诊断性手术与实验，以达到对所有有疑问的疾病进行最终诊断的目的。

产前诊断的目的不仅限于在出生前发现异常以便终止妊娠，事实上，产前诊断包括以下目的：

（1）使得医生能够在婴儿出生前或出生后，把握适当的时机对经过产前诊断的胎儿或新生儿进行药物或手术治疗。

（2）父母能够了解本次妊娠状况，进而知情选择。

（3）父母知情后，有机会能够从心理、社会、经济、医疗各方面做好准备，面对可能发生的宫内或新生儿出生后出现的健康问题。

出生缺陷的产前诊断和咨询是一个综合多学科、复杂的系统工程。从纵向分析，该工程开始于妊娠前，贯穿整个妊娠期，直到新生儿期才能确诊；从横向分析，涉及多个学科，可能需跨院进行诊断。产前诊断与咨询大大提高了孕妇及家庭对可矫正的先天畸形的认识。让小儿外科医生参加产前咨询可以协助决定胎儿分娩方式、分娩时间，提供产前和产后的处理意见以及是否对一些严重致残、致命的先天缺陷终止妊娠提供必要的信息，避免不必要的流产，提高出生质量。采用正确的分娩方式可以防止梗阻性难产或大出血，而适当的分娩时间可避免胎儿脏器的进一步损害，或通过宫内干预方式防止或减少，甚至逆转先天缺陷所致的脏器损伤。有些复杂性胎儿畸形的诊断及处理需要多学科、不同领域的专家团队来协助完成，共同解决因胎儿缺陷导致的各种棘手问题。

常规超声检查发现胎儿畸形后，需要进一步侵入性检查，例如羊膜腔穿刺、绒毛膜绒毛活检等。很多结构畸形只通过超声很难明确诊断，例如脑部病变，或者是合并羊水过少等，可利用超速磁共振成像（MRI）

来获得质量更高的图像。现在，越来越多的技术和方法运用到产前诊断中，孕妇及其家庭也比以前有了更多的信息来源，同时也需要家庭做出更多的决定。

 13. 产检发现胎儿有异常，还能要吗？

国家开放二孩政策后，高龄产妇明显增加，各医院产前诊断门诊比以前更"热闹"了。产前诊断是对出生前胎儿发育状态、是否有先天缺陷等方面进行检测诊断。目前，我国新生儿出生缺陷问题日益突出。产前诊断包括超声检查的形态学诊断和染色体、基因检查的遗传学诊断，有两方面的重要意义：一方面是避免有重大缺陷的患儿出生，减少家庭负担；另一方面，保住一些产后干预预后较好的胎儿，不要轻易放弃一个生命。产前诊断中的超声检查可以发现胎儿畸形的 80% 以上，可是有时超声发现的异常，容易被过度解读为畸形。对于那些可治性的、预后良好的胎儿畸形，不建议轻易"流掉"。应该到专业的产前咨询门诊进行咨询。

随着产前诊断技术的提高，新生儿外科医生的责任也随之增加。发生外科畸形的胎儿，可以在产科医师、遗传学家、新生儿科医师和新生儿外科医师的合作下得到较好的产前会诊。根据胎儿畸形的程度、是否可治以及其近期和远期的预后、生活质量等问题，父母权衡利弊，慎重选择胎儿的去留。

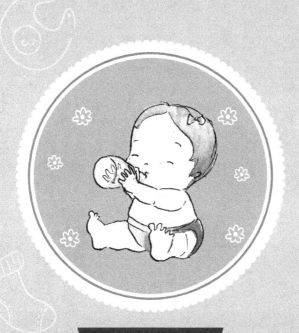

第四部分

从症状看先天异常

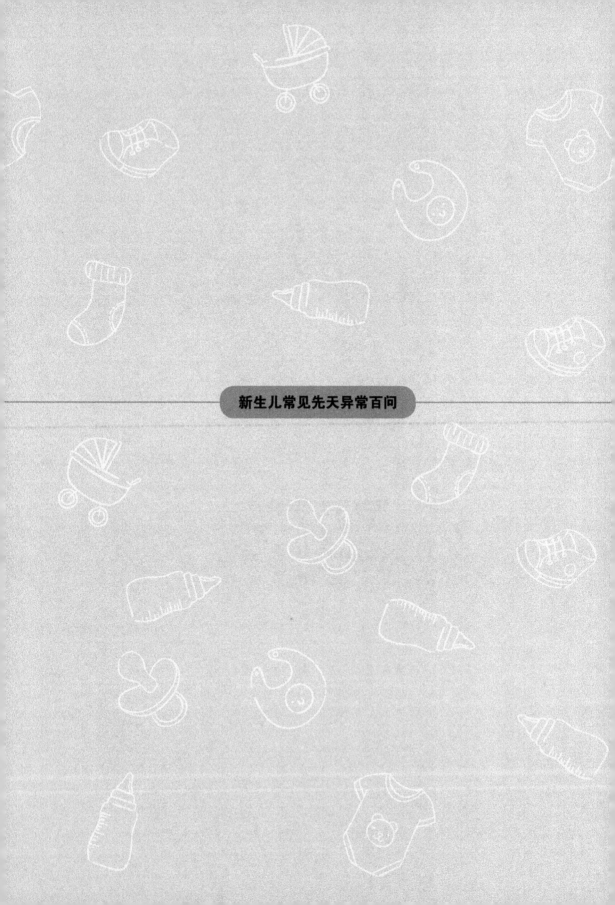

新生儿常见先天异常百问

1. 新生儿溢奶、吐奶是怎么回事?

有很多正常的新生儿，出生后的头几个星期常常在吃完奶后会从口角边流出一些奶液，每天可有多次，这种情况俗称为"溢奶"。有少数婴儿在喂奶后片刻因改变体位（多见喂奶后不久给婴儿换尿布）而引起溢奶。除溢奶外，一般情况良好，小儿发育不受影响，体重照常增长，此时，父母们无须过分担心。随着月龄增长，溢奶慢慢就会停止，约于生后6个月内自然消失。新生儿溢奶，是妈妈们经常遇到的问题，可能是生理现象，但也可能是病理现象。

新生儿容易发生溢奶和吐奶，一般是由新生儿的生理特点所决定的。新生儿胃容量极小，胃的肌肉很薄弱，胃神经的调节功能发育不够成熟，胃贲门（胃入口处）肌肉松，而幽门（出胃处）又较紧，加之胃呈水平状，胃底平直，奶水容易反流，引起呕吐。如果喂养姿势不对、喂养不当、喂得过饱、喂奶时啼哭、吸空奶瓶、乳头过大或凹陷等引起大量气体吞入，或用奶瓶喂奶时，奶嘴孔眼过大，吸奶过急、过猛，或喂奶后平卧过多、过早翻动婴儿，均容易引起呕吐。这种吐奶属于生理性呕吐，不要害怕，只要注意喂奶姿势，不要喂得过饱，在婴儿啼哭时不急于喂奶，不吸空奶瓶，同时注意喂完奶后拍嗝，详见第二部分相关内容。一般情况下呕吐是可以减少和避免的。

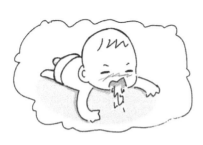

● 病理性吐奶患儿应及时到医院检查

如有以下情况者，要考虑是疾病所致。如宝宝呕吐奶水频繁，吐出物为奶瓣，或绿色胆汁，呕吐量多；或呕吐呈喷射状，伴有尖哭声；还有些婴儿生下来就呕吐，而且无胎粪排出，并伴有腹胀；或生后2～3周开始，呈进行性、持续性吐奶，吐出的奶为奶凝块，不含胆汁，大便量较少，吐后饥饿感很强等。这些呕吐可能是胃肠道感染、脑膜炎、颅内血肿或先天性食管闭锁、先天性肥厚性幽门狭窄或其他消化道畸形引起，应立即去医院诊治，否则会延误病情而带来严重的后果。

2. 怎样区别生理性呕吐和病理性呕吐？

溢奶、吐奶是新生儿期较常见的一种现象，分为生理性和病理性。

（1）生理性呕吐：与新生儿的解剖生理特点及喂养不当有关。新生儿胃底发育差，呈水平位，胃肌层发育较差，胃容量小，只有新生儿的一个拳头大，存放的食物少，特别是 1～2 个月的婴儿，腹腔压力较高，相比大婴儿更容易溢奶，一般随着月龄慢慢增大，这种现象会好转。吃下去的奶水容易返回到胃入口处而倒流回食管，这种原因引起的溢奶、吐奶比较常见。喂养不当、宝宝哭吵厉害也会导致新生儿吃奶的同时吸入空气，空气进入体内容易将奶汁一起呕出，造成溢奶。

（2）病理性呕吐分为内科性和外科性呕吐。

①内科性呕吐：新生儿胃肠黏膜受到刺激、喂养不当、胃肠道功能失调、肠道感染、缺氧缺血性脑病和颅内出血、未成熟儿功能性肠梗阻、低血糖和低血钙、肾上腺皮质增生症、先天性代谢性疾病等疾病易导致吐奶症状。

②外科性呕吐：主要为消化道先天性畸形及后天的腹部外科疾病所致，如肥厚性幽门狭窄、食道闭锁及食管气管瘘、食道裂孔疝、先天性巨结肠、胃扭转、胎粪性腹膜炎、肠旋转不良、肠套叠、肠梗阻、先天性肠闭锁和肠狭窄、膈疝、新生儿坏死性小肠结肠炎、肛门及直肠畸形、阑尾炎等。

新生儿溢奶和吐奶不同，通常新生儿喝的奶水从嘴角溢出，称之为溢奶；如果是从嘴巴以喷射状喷出，则称之为吐奶。发生溢奶、吐奶的原因很多，出生不久的正常婴儿都会有这样轻微的现象。造成这类症状的主要原因是生理性的食道下括约肌反射性松弛。正常的食道与胃之间有个括约肌，新生儿的括约肌因肌力较弱，食物易从胃逆流而上出现溢奶或吐奶现象。

3. 新生儿吐奶，该怎么做?

（1）如果新生儿吐奶的次数不多，量少又无其他症状时，妈妈们无须太过紧张。当宝宝出现吐奶时，将宝宝置于右侧卧位，可用洁净的毛巾或纱布包住拇指，及时清理口鼻腔溢出的奶液防止呕吐物吸入引起窒息。

（2）喂奶时要注意喂养的方式，喂奶时尽量保持头高脚低位，保持在 15°～30°。奶瓶喂养的宝宝注意用口包住奶嘴，使奶液充满整个奶嘴，避免吸入过多的空气。喂奶后，让宝宝保持垂直姿势 10 分钟左右，将宝宝头部靠在妈妈肩上，妈妈手握空心掌，从下往上轻拍宝宝的背，最好是让宝宝发出打嗝的声音，将吸入的气体排出，可以预防生理性吐奶。有胃食管反流、食道裂孔疝者主要为体位疗法，喂奶后保持俯卧位并置于 30° 斜坡位。有胃扭转者同样需抬高头部，注意体位。

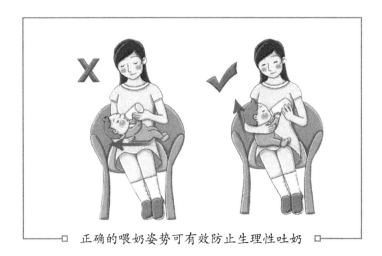

正确的喂奶姿势可有效防止生理性吐奶

（3）如果出现频繁大量的吐奶，则需要立即清理气道，以防止误吸或窒息，同时马上就诊，通过专业医师来协助诊治。这种情况下，常见的病因有：胃扭转、幽门肥厚、急性胃肠炎等。如呕吐严重伴腹胀时，需禁食，持续胃肠减压。

（4）新生儿因呕吐不能正常进食，导致能量及液体供应不足时，易引起脱水、血液浓缩、高胆红素血症、低血糖等。另外，由于新生儿吞咽动作协调差，容易发生误吸，导致吸入性肺炎，此时需及时进行检查，做相应处理，以减少并发症的发生。

 4. 怎样从呕吐判断新生儿是真的生病了？

（1）生理性呕吐表现为呕吐食物，呕吐物不含胆汁或粪渣样物质，无肠梗阻表现，宝宝精神状况好，不伴其他不适症状。

（2）病理性呕吐常以呕吐物含胆汁及粪渣样物质为主，也可为白色乳汁或未消化的奶块，当胃黏膜受损时呕吐物中可含少量血液。呕吐多为喷射状，呕吐量大，伴腹胀，有明显肠梗阻的表现，产前 B 超检查可有羊水过多。常伴有消化道以外的症状和体征，如青紫、呼吸困难、心动过速等。

反复、严重的病理性呕吐可导致患儿脱水和电解质紊乱、误吸甚至窒息，因此需及时将患儿送至专科医院就诊治疗。

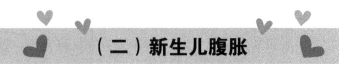

（二）新生儿腹胀

 1. 新生儿腹胀是不是有病?

腹胀就是腹部肿胀不适，新生儿腹胀可分为生理性腹胀和病理性腹胀两种。对于新生儿腹胀，妈妈们需行初步的判断并识别什么是生理性腹胀，什么是病理性的腹胀。

（1）生理性腹胀：生理性腹胀在新生儿当中尤为常见。是由于新生儿腹壁肌肉薄、张力低下、消化道产气较多所致。主要表现为腹部轻度膨隆，在喂奶后更加明显，偶尔伴溢乳现象，宝宝表现安静，腹部柔软，排气排便通畅，生长发育良好，体重增长正常，无其他不适的症状。生理性腹胀可能与新生儿哭吵过度、奶嘴不合适、喂养不当等有关。

（2）病理性腹胀：新生儿病理性腹胀通常除了腹胀明显外，有的还可摸到腹部肿块并伴随其他症状，如拒奶、呕吐、纳差（食欲缺乏）、精神反应差、血便等。

严重而顽固的腹胀往往提示病情过重，会危及新生儿的生命，需要及时送到医院就诊。

2. 有哪些疾病会导致新生儿腹胀？

腹胀可以导致新生儿膈肌运动受限，肺活量减少，胸、腹腔内的血液循环受到限制，影响机体的正常生理活动，加重疾病的病理生理进程，甚至危及新生儿的生命。

引起新生儿腹胀的疾病种类繁多，大致为以下几类：

（1）局部腹胀：见于腹部肿瘤、肥厚性幽门狭窄等。

（2）机械性肠梗阻：常见于某些先天性消化道发育畸形，如先天性巨结肠、肠旋转不良、环状胰腺、肠重复畸形、腹腔内肿块压迫、胎粪性腹膜炎、十二指肠束带、各肠段的先天性肠闭锁、肠狭窄、肠扭转及肛门闭锁等。主要表现为：腹部膨隆，可见肠型，肠鸣音增强或有气过水声，病变局部有明显压痛或包块；亦可伴随较规律的阵发性哭闹，伴呕吐，呕吐后哭闹可暂时性缓解。呕吐物常为含胆汁、血液或粪渣样的物质，仅有少量粪便，气体排出或停止排气排便。

（3）麻痹性肠梗阻：见于败血症、坏死性小肠结肠炎、低钾血症、急腹症的晚期等。其临床体征为腹部弥漫性膨隆，肠型不清晰或有粗大而松弛的肠管型，腹壁有轻度水肿发亮，晚期因腹腔内循环不良，腹壁上可见发绀色曲张的浅静脉，腹壁呈紫蓝色；触诊时有痛苦表情和哭吵，肠鸣音减弱或消失。

（4）腹水：各种原因造成的腹腔内游离液体集聚，使腹壁膨隆。腹水情况可分为以下四类：

①血性腹水：新生儿期的血性腹水首先考虑由于肝、脾、肾上腺

等内脏破裂而引起，常见于难产或有手法助产史而体重加大的新生儿。其次，全身性出血、凝血疾病也可引起血性腹水，但此类患儿往往伴有其他的相应体征（如身体其他部位的出血）、临床表现等情况。

②渗出性腹水：渗出性腹水的患儿可见腹壁发红发亮，可见于各种内、外科感染性疾病之后，如败血症、脐炎、肠炎以及各种原因引起的胃肠道穿孔所致的弥漫性腹膜炎。

③漏出性腹水：可见于新生儿溶血病、先天性肾病综合征、尿路梗阻、严重的充血性心力衰竭、低蛋白血症及先天性梅毒。

④乳糜腹性腹水：极为常见，多见于男孩，主要是先天性淋巴系统畸形或医源性因素所致。主要表现为：随着饮食量的增长而迅速增加的腹水、腹泻、体重不增和易感染，腹水呈乳白色。

（5）气腹：因消化道穿孔（如先天性胃壁肌层发育不良所致的胃穿孔、肠穿孔等），气体大量进入腹腔所致。主要有面色苍白或发绀、呼吸窘迫、心动过速或过缓等病情迅速恶化的表现。

3. 新生儿肚子胀气怎么办?

（1）生理性腹胀时，可采取以下相应措施缓解腹胀：

①减少宝宝喂养量，适当延长进食间隔时间，用少量多餐的方式进行喂养，以减轻胃肠负担，避免在宝宝剧烈哭闹时喂奶，导致吞进大量气体；奶瓶喂养时宝宝含住的奶嘴部分不能有空气；喂奶后给宝

宝拍嗝，容易胀气、吐奶的宝宝，甚至可以喂 5 分钟左右就拍一次嗝。建议哺乳期妈妈饮食清淡，忌高脂肪、高蛋白饮食，避免饮食无度。

②可以给宝宝做排气操。搓热手掌后，以肚脐为中心，顺时针轻揉宝宝腹部，促进肠蠕动。但是注意不要刚喂完奶就做排气操，否则容易导致宝宝吐奶。

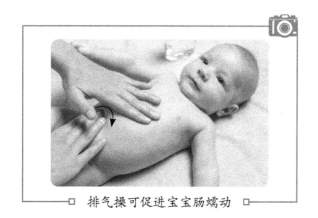

排气操可促进宝宝肠蠕动

③可遵医嘱给宝宝服用益生菌等助消化的药物，促进肠胃活动。

④将患儿置于半靠位，抬高床头，及时更换体位。

（2）病理性腹胀时，应及时至专科医院就诊治疗，明确病因，及时处理为主要原则。

（3）内科性疾病引起的腹胀，首先应治疗原发病：感染性疾病者控制感染，低氧血症者保证供氧，改善通气。纠正水电解质紊乱，保证能量及入量。其次行对症治疗：在治疗原发病的同时，注意保持肠道菌群平衡，改善肠道微循环，行胃肠减压、清洁灌肠、抽腹水、排出腹腔游离气体等，或用肛管辅助排气、开塞露刺激辅助排便等方式处理。

（4）外科性疾病引起的腹胀，应尽快确诊，针对病因行手术治疗。若宝宝出现明显腹胀，伴排便、排气停止、呕吐、腹泻的同时伴有咳嗽、高烧不退、呼吸浅快、烦躁易哭、难以入睡或睡不安稳等症状，应尽快就医。

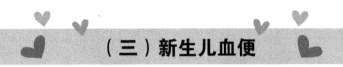

（三）新生儿血便

1. 新生儿大便带血是怎么回事？

新生儿由于肠壁发育欠成熟，胃肠道黏膜的屏障功能较为薄弱，无论是母乳喂养还是配方奶喂养，都可能出现便血的情况。新生儿便血是一种危险信号，新手爸妈千万不要大意。新生儿便血可能伴随以下疾病，一定要及时带宝宝去医院检查。

（1）过敏性肠炎：以牛奶蛋白过敏最为常见，常伴有皮肤湿疹，通常无发热、呕吐、腹胀等表现。这种情况可以将奶粉换为游离氨基酸配方奶粉喂养，便血通常可在 48 小时内缓解。

（2）感染性肠炎：由于新生儿胃肠道比较脆弱，如果受凉了或者不注意饮食卫生，极易引起感染性肠炎，导致新生儿腹泻，且伴有大便带血的症状。

（3）坏死性小肠结肠炎：常见于早产儿和低体重儿，足月儿也可发生。常伴有食欲减低、呕吐、腹胀等症状，若不及时治疗，可引起肠坏死、肠穿孔、休克等并发症，甚至危及生命。

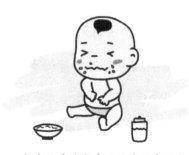

●新生儿受凉或者不注意饮食卫生易引起感染性肠炎

（4）肠旋转不良：主要表现为呕吐，呕吐物为绿色含胆汁样液体。如果同时伴有便血，提示合并肠扭转，病情进展快，可在数小时内导致小肠大部分坏死，应尽早就医，及时手术。

（5）新生儿肛裂：新生儿肛门括约肌收缩和舒张功能不完善，加上皮肤娇嫩，如果大便过于干燥，在排便过程中很容易造成肛门口皮肤裂开，出现大便带血现象。

（6）维生素 K_1 缺乏：新生儿较常见的是因维生素 K_1 缺乏而引起的大便中带血。对于新出生的宝宝，维生素 K_1 缺乏易导致低凝血酶原血症。因为肝脏合成凝血因子需要维生素 K_1 参与，而人体所需维生素 K_1 主要来源于食物和肠道细菌合成。对于新生儿来说，肝功能不成熟，肠道细菌发育不完全，所以无法在肠道内合成维生素 K_1，这是造成新生儿缺乏维生素 K_1 的一个原因。另外，孕妇及宝宝因疾病使用抗凝药、大量抗生素时，或者单纯母乳喂养儿的母亲少食富含维生素 K_1 的食物，会造成新生儿维生素 K_1 缺乏。所以新生儿出生后，产科医院一般常规肌内注射维生素 K_1。

新生儿维生素 K_1 缺乏，一般发生在出生后 2～5 天，以胃肠道出血为主，有时会伴有皮肤出血、脐带出血等；婴儿维生素 K_1 缺乏性出血常见于出生后 2 周至母乳喂养 3 个月内，而这时的临床特点是起病急、出血症状重，甚至伴有颅内出血而致颅内压增高及神经系统症状，病情危重。因此，哺乳期母亲应多食富含维生素 K_1 的食物。

2. 新生儿大便带血应该怎么治疗？

首先要清楚大便带血的原因，从而对症治疗和处理。

（1）如肠炎、拉肚子引起的便血，则需针对肠炎进行治疗，如在医生指导下合理使用抗菌药物等。

（2）如果由于便秘、大便太干引起肛门裂口而便血，则需要帮助宝宝通便，并通过调整饮食等方法，缓解便秘症状，并促使肛门裂口尽快痊愈。

（3）如果是由于结肠息肉，大便通过时擦破息肉而引起的便血，则需针对结肠息肉进行有针对性的治疗。

（4）如果是由于外科性疾病引起的便血，则需要及时去专业的医院就诊，对症处理。

（5）新生儿由于维生素 K_1 缺乏引起便血时，应去医院注射维生素 K_1。哺乳妈妈多吃含维生素 K_1 的食物，如菠菜、甘蓝、莴笋、胡萝卜等。

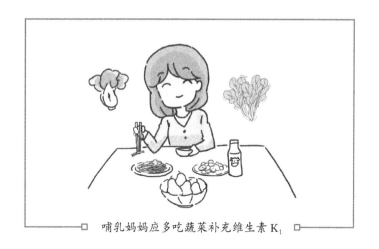

哺乳妈妈应多吃蔬菜补充维生素 K_1

 3. 新生儿坏死性小肠结肠炎是什么原因引起的?

新生儿坏死性小肠结肠炎（NEC）是新生儿常见的消化系统急症，为一种获得性疾病，是由于多种原因引起的肠黏膜损害，使之缺血、缺氧，导致小肠、结肠发生弥漫性或局部坏死的一种疾病，是新生儿消化系统较为严重的疾病。随着当今医疗水平的进展及 NICU 的建立发展，新生儿坏死性小肠结肠炎的早期发现及治疗有了很大的进展，但其仍是早产儿死亡的重要原因之一。

新生儿坏死性小肠结肠炎的确切病因和发病机制目前还没有确切定论，但医学界普遍认为该病是多因性疾病，常见的影响因素有以下几点：

（1）早产儿：新生儿坏死性小肠结肠炎多见于低出生体重儿及早

产儿，因早产儿肠道发育不完善，其胃酸分泌少，胃肠动力差，消化酶活力低，消化吸收功能差，局部免疫反应低下，当病菌侵入到肠壁中，容易在胃肠道中繁殖成活，导致新生儿坏死性小肠结肠炎的发生。

（2）喂养不当：多见于人工喂养的新生儿，由于配方奶中没有母乳中的生物活性物质（如免疫活性细胞及免疫球蛋白等），且其渗透压高时，容易损伤新生儿肠黏膜，造成细菌的入侵繁殖，导致炎症出现。

（3）缺氧缺血损伤：当新生儿发生缺氧窒息时，体内血液会重新分布，造成肠黏膜缺氧缺血性损伤。

（4）感染：感染和肠壁炎症是新生儿坏死性小肠结肠炎的最主要病因，多为细菌感染。

（5）肠道菌群异常：由于多种原因，新生儿肠道内正常菌群不能建立，病原菌侵袭肠道，引起肠黏膜损伤。

新生儿坏死性小肠结肠炎是多种因素作用下发生的疾病，最常受累的部位是回肠末端和近端结肠。此病通常于新生儿生后4～10天发病。其典型症状为腹胀、呕吐、黏液血便，部分患儿以腹胀为首发症状，先有胃排空延迟，而后出现全腹膨胀，肠鸣音减弱或消失。严重者可出现全身症状，如呼吸暂停、呼吸窘迫、喂养困难、体温不稳定、少哭少动、低血压、酸中毒、少尿、出血倾向、腹膜炎、肠穿孔等。

一旦确诊应当立即给予禁食，轻者需要禁食5～10天，严重的需要10～15天或者更长的时间，症状明显时还应当给予胃肠减压。新生儿禁饮食期间还应当给予静脉补液，以维持水电解质和酸碱平衡，同时给予营养支持。

新生儿坏死性小肠结肠炎的预防措施主要为：

（1）喂养方面：提倡母乳喂养，因母乳中含多种免疫保护因子，可降低新生儿坏死性小肠结肠炎的发生率。若因各种原因不能行母乳喂养时，在行配方奶喂养过程中需注意奶粉浓度应适宜，避免过快、过量喂养。否则，可加剧蛋白质及乳糖的吸收不良，食物及其不完全消化产物积滞于肠道内，细菌在肠腔内发酵产生大量气体，致使肠腔膨胀，压力增高，肠黏膜缺血而引起组织损伤。

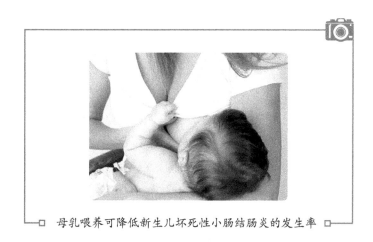

母乳喂养可降低新生儿坏死性小肠结肠炎的发生率

（2）加强围生期保健：避免早产、胎膜早破及产时窒息。降低感染、早产、缺氧等致病因素的发生率。

（3）对早产儿、低体重儿通过使用全肠道外营养而延迟数天或数周喂养，然后在数周的时间内，缓慢增加肠道喂养，可降低坏死性小肠结肠炎的发生。

（4）药物预防：口服精氨酸和谷氨酰胺在维持肠道黏膜正常功能

方面起着重要作用，能降低新生儿坏死性小肠结肠炎的发生率。

 4. 新生儿坏死性小肠结肠炎怎样治疗？

新生儿坏死性小肠结肠炎是新生儿消化系统极为严重的疾病，主要在早产儿或患病的新生儿中发生，以腹胀、便血为主要症状，其特征为肠黏膜甚至为肠深层的坏死，最常发生在回肠远端和结肠近端。一般治疗措施有：

（1）保守治疗

①Ⅰ期新生儿坏死性小肠结肠炎需绝对禁食 72 小时及以上，行胃肠减压，使用敏感抗生素静脉治疗。

②Ⅱ期新生儿坏死性小肠结肠炎若各项情况稳定，胃肠道症状迅速改善，同Ⅰ期相同治疗可持续 7 ～ 10 天，若生命体征不稳定，有酸中毒或腹膜炎体征者至少需要治疗 14 天。

③Ⅲ期新生儿坏死性小肠结肠炎除以上治疗外还应持续进行腹部 X 片检查，观察有无肠穿孔的发生，并连续监测血气、凝血功能、电解质等。

（2）手术治疗：当患儿出现 X 片提示气腹、保守治疗无效，伴少尿、低血压、难以纠正的酸中毒、腹腔引流出黄褐色混浊液体等时，需行急诊手术治疗。

（四）新生儿便秘

 1. 新生儿便秘的原因有哪些?

引起新生儿便秘的原因多样，以下情况均可引起便秘：

（1）新生儿胃肠功能紊乱：多由于新生儿胃肠发育不完善，肠道功能较弱，胎粪质地黏稠，积聚在乙状结肠和直肠内，48小时以上仍不能排便。

（2）喂养因素：与禁食或进食量少、饮水不定和成分不适宜等因素有关。新生儿进食过少时，消化后液体吸收余渣少，会导致大便减少、变稠导致便秘。

（3）先天性消化道畸形：如先天性巨结肠、肛门直肠畸形、肠闭锁、肠狭窄、幽门肥厚性狭窄等均可能引起便秘。

（4）内分泌障碍：如甲状腺功能减低症（呆小症）和甲状旁腺功能亢进等。

（5）神经系统疾病：如大脑发育不全、脊髓脊膜膨出、脊髓栓系症均可因排便反射中断或抑制副交感神经出现不同程度便秘。

（6）其他原因：腹腔盆腔肿瘤等压迫出现继发性便秘。

2. 新生儿便秘要不要重视？

新生儿期出现的便秘主要表现为胎便不排、排出延迟、排便减少、排便困难、腹胀等。宝宝出现便秘情况时，家长应仔细观察，区别对待各种原因所致的便秘。

（1）胎粪性便秘：也称为胎粪栓综合征，98% 的新生儿在生后 24 小时开始排胎便，约 48 小时后可排尽胎便，如出现生后数日内不排便或排便较少时宝宝就会出现烦躁不安、腹胀、拒奶和呕吐，呕吐物中含绿色胆汁。此种情况需至医院就诊，排除其他病理因素外，在医生指导下行生理盐水灌肠或开塞露刺激辅助使大量黏稠胎便排出后，症状可缓解。

（2）新生儿便秘：多为肠道蠕动功能不良所致。少数新生儿每 3～5 天才排便一次，以人工喂养为主者多见。由于人工喂养新生儿牛奶中酪蛋白凝块常常不容易消化，奶中含糖量不足，酪蛋白和钙含量高，大量摄入可致粪便内不溶于水的钙皂增多引起便秘。便秘时间延长者，可出现腹胀和呕吐，呕吐物含绿色胆汁样液体，予肥皂条或开塞露辅助刺激排便后症状缓解，不久又出现。大多数新生儿便秘可于满月后自行缓解，家长无须过分紧张，少量多餐，做好合理喂养即可。

（3）先天性巨结肠：是一种常见的消化道畸形，也是最需要考虑的引起新生儿便秘的主要原因。本病又称之为结肠无神经节细胞症，由于结肠末端肠壁肌间神经丛发育不全，无神经节细胞，受累肠段经常处于痉挛状态而变得狭窄，近端结肠粪便堆积继发肠壁扩张、增厚，造成巨大结肠。其主要表现为胎粪排出延迟、顽固性便秘、逐渐加重的低位性肠梗阻症状；出现呕吐，呕吐次数逐渐增多，呕吐物多为含胆汁液体或粪便样物质；腹部膨隆，皮肤发亮，腹壁可见肠型等情况。在行肛门指检或辅助排便时可见爆破性排气排便，排便后腹胀症状有所缓解。便秘、呕吐、腹胀等现象可反复出现，遇到此类情况时家长们需引起重视，至专科医院行钡灌肠检查确诊。尤其当宝宝出现腹胀明显，腹部皮肤发红、发硬，排出大便腥臭伴随发热、精神反应欠佳等情况时，应警惕小肠结肠炎的发生，此时需立即就医治疗。

（4）肛门及直肠畸形：主要指肛门及直肠的闭锁或狭窄，是新生儿期发生率最高的消化道畸形。主要症状为不排胎便、排便困难或经瘘管排便，之后出现腹胀、呕吐等现象。此类情况通过仔细查看可发现患儿无肛门或肛门异常。一旦发现异常，需及时送专科医院就诊，行倒立位片检查，通过 X 片检查确定肛门闭锁类型和闭锁位置的高低，确定适宜的手术治疗方法。

（5）内分泌障碍：包括甲状腺功能减低症（甲低，呆小症）和甲状旁腺功能亢进（甲亢）。甲低主要表现为食欲缺乏、便秘和腹胀，且身材矮小，甲状腺功能检测显示血甲状腺水平降低；甲亢可有血钙增高、神经肌肉的应激性降低、肠蠕动减弱、肌张力低、食欲减弱和便秘等症状。甲状腺功能低下者需及时补充甲状腺素，在医生指导下严格规律服用药物。甲状旁腺功能亢进者需行手术切除腺瘤。

（6）神经系统疾病：包括大脑发育不全、脊髓脊膜膨出、脊髓栓系症等。大脑发育不全者可因排便反射中断或抑制副交感神经出现不同程度的便秘，患儿智力明显低下。脊髓脊膜膨出和脊髓栓系征：主要表现为便秘、便失禁等。脊髓脊膜膨出和脊髓栓系者需行手术治疗，解除栓系。

如果宝宝便秘，妈妈们要引起重视。便秘对于宝宝的影响很大，长期的便秘，会引起消化功能减弱、食欲不振，智力和免疫力低下，影响生殖系统发育，甚至出现头痛、贫血和营养不良等全身性疾病。所以妈妈们要注意宝宝排便的情况。

3. 新生儿便秘怎样治疗和护理？

便秘是指大便次数明显减少，大便坚硬和排便费力。新生儿早期有胎粪性便秘，是由于胎粪稠厚积聚在乙状结肠及直肠内，排出量很少，于生后72小时尚未排完，表现为腹胀、呕吐、拒奶。可用开塞露塞肛刺激，胎粪排出后，症状消失不再复发，如果随后又出现腹胀，这种顽固性便秘要考虑先天性巨结肠症，应及时到专科医院确诊治疗。

新生儿便秘大多数发生在喝牛奶的宝宝，是因为牛奶经消化所含的皂钙较多，易引起大便干结，从而导致便秘。因此尽可能采取母乳喂养，减少便秘的可能性。母乳不足时，产妇应合理饮食，以促进乳汁分泌。因母乳蛋白质含量过高引起新生儿便秘时，产妇饮食要均衡，多吃蔬菜、水果、粗粮，多喝水或粥，汤要适量，饮食清淡而不油腻。如果小儿排便并不困难，并且粪便也不硬，婴儿精神好、体重也增加，这种情况就不是病，只是小孩排便的一种习惯。如果除大便次数明显减少外，每次排便时还非常用力，并在排便后可能出现肛门破裂、便血时，应积极处理。

新生儿便秘，可在宝宝的肛门内放置甘油栓，或细小的肥皂条以帮助排便，使切忌使用泻药。因为泻药有可能导致肠道的异常蠕动而引起肠套叠，如不及时诊治，可能造成肠坏死而危及生命。

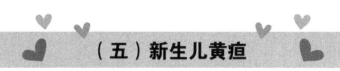

（五）新生儿黄疸

1. 什么是生理性黄疸？

新生儿生理性黄疸：是指除各种病理因素外，单纯因胆红素代谢所引起的无临床症状，血清未结合胆红素增高至一定范围的暂时性黄疸。生理性黄疸程度较轻，先见于面部、颈部、巩膜，然后遍及躯干及四肢。生理性黄疸患儿粪便呈黄色，一般无症状。有 50% ～ 60% 的足月儿和80%的早产儿可出现生理性黄疸。足月儿在出生后2～3天出现，4～5天达到高峰，7～10天消退，一般情况良好，最迟不超过两周。早产儿生后3～5天出现黄疸，黄疸程度较足月儿严重，持续时间较长，一般可延迟至 2 ～ 4 周，除有轻微食欲不振外，无其他临床症状。生理性黄疸一般不需要特殊的治疗，在黄疸期间注意供应水分及葡萄糖，多可自行消退。

2. 什么是病理性黄疸?

病理性黄疸：①新生儿生后 24 小时即出现黄疸；②黄疸程度重，血清胆红素 > 12 ～ 15mg/dL，血清结合胆红素 > 1.5mg/dL；③每日血清胆红素升高超过 5mg/dL 或每小时 > 0.5mg/dL；④黄疸持续时间长，足月儿 > 2 周，早产儿 > 4 周仍不退，甚至继续加深加重；⑤黄疸消退后重复出现为病理性黄疸。黄疸总是不退为病理性黄疸。病理性黄疸的病因包括以下几种：胆红素生成过多、肝脏胆红素代谢障碍、胆汁排泄障碍。

病理性黄疸临床上一般会有四种情况：

（1）出生后 24 小时之内出现黄疸：主要表现为在 24 小时内，已经出现了皮肤和巩膜的黄染，主要是血型不合、溶血病导致的。除了黄疸，会同时伴有贫血、面色发白的表现。这种情况下一定要及时住在医院里进行监测治疗。

（2）黄疸进展的速度特别快：在 24 小时之内，胆红素升高大于5mg/dL，这种情况往往提示存在病理的因素，导致胆红素升高过快，有可能会发生急性胆红素脑病的危险，也是需要进一步治疗的。

（3）黄疸的消退延迟：足月儿一般超过2周以上还有黄疸，早产儿超过1个月还有黄疸，这也是需要进一步监测的。需要鉴别是母乳性的黄疸，还是肝胆疾病引起的黄疸。

（4）直接胆红素升高：提示可能是新生儿的肝胆出问题了，是需要住院治疗的。

3. 怎样治疗病理性黄疸？

新生儿生理性黄疸不需要刻意性治疗，具有自愈的可能性，但若是新生儿患上病理性黄疸，必须要采取恰当的方法进行治疗。目前新生儿病理性黄疸的治疗方法主要有：药物治疗、蓝光照射以及换血疗法。

（1）药物治疗：对于症状表现比较轻微的病理性黄疸患儿，在患病之后没有其他并发症状，可以选择口服药物治疗，服用一些退黄类的药物，能够改善皮肤、巩膜等发黄的现象情况。一般情况下口服药物5～7天左右即可达到退黄的目的。可是如果连续服用超过一个星期，症状没有任何改善，则要停止服用药物，改用其他方法进行治疗。

（2）蓝光照射：是治疗新生儿病理性黄疸最为简便、快速的方法。通过蓝光照射产生的特殊光束将患儿体内过高的胆红素氧化，形成一种可溶性的化合物，通过胆汁和尿液排出体外，降低血液中非结合性胆红素的浓度，促使病理性黄疸的相关症状得到改善。在蓝光照射前，要保持患儿皮肤清洁，洗澡后不要扑粉，以免降低蓝光照射的治疗效果；

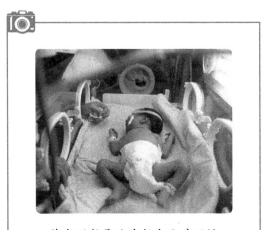

蓝光照射是治疗新生儿病理性
黄疸最为简便、快速的方法

也不要涂乳霜、护肤油剂和其他液体，以免造成患儿皮肤灼伤。患儿蓝光照射时，全身皮肤尽可能裸露，并佩戴合适的眼罩保护眼睛，会阴部给予光疗尿裤覆盖，指甲要剪短，以防哭闹、烦躁不安抓伤皮肤。在蓝光照射期间及时关注患儿的情况。在治疗期间要及时地给新生儿补充维生素 B_{12}，以免诱发新生儿出现维生素 B_{12} 缺乏症。

（3）换血疗法：对于症状表现比较严重，通过药物治疗和蓝光照射等方法黄疸情况并没有得到及时改善的患儿，可以选择换血疗法。新生儿换血疗法主要是指给新生儿输入同血型的正常血液，以此来冲淡、稀释体内胆红素的浓度，加快新陈代谢。换血疗法可有效控制高胆红素血症，纠正严重的贫血，阻止核黄疸的发生，但操作要求比较高。若是新生儿患上病理性黄疸，采取换血疗法时，要注意避免亲属供血，以免输血后会加重黄疸的症状。

新生儿病理性黄疸会影响到新生儿正常的身体发育以及智力发育，严重时会致使患儿出现中枢神经功能障碍。所以当父母发现新生儿在出生之后患有病理性黄疸，一定要及时进行治疗。

4. 引起病理性黄疸的常见原因有哪些?

新生儿病理性黄疸的几种常见类型，其发生的原因各不相同：

（1）溶血性黄疸：导致溶血性黄疸最常见原因是 ABO 溶血，它是因为母亲与胎儿的血型不合引起的，以母亲血型为 O、胎儿血型为 A 或 B 最多见，且造成的黄疸较重；其他如母亲血型为 A、胎儿血型为 B 或 AB；母亲血型为 B、胎儿血型为 A 或 AB 较少见，且造成的黄疸较轻。这样一来，一些父母会十分紧张，担心孩子会发生 ABO 溶血，其实要说明的一点是：不是所有 ABO 系统血型不合的新生儿都会发生溶血。据报道，新生儿 ABO 血型不合溶血的发病率为 11.9%。新生儿溶血性黄疸的特点是生后 24 小时内出现黄疸，且逐渐加重。

（2）感染性黄疸：感染性黄疸是病毒感染或细菌感染等原因引起肝细胞功能受损害而发生的黄疸。病毒感染多为宫内感染，以巨细胞病毒和乙型肝炎病毒感染最常见，其他感染有风疹病毒、EB 病毒、弓形体等，这些较为少见。细菌感染以败血症黄疸最多见。黄疸的特点是生理性黄疸后持续不退或生理性黄疸消退后又出现持续性黄疸。

（3）阻塞性黄疸：阻塞性黄疸多由先天性胆道畸形引起，以先天性胆道闭锁较为常见，其黄疸特点是生后 1～2 周或 3～4 周又出现黄疸，逐渐加深，同时大便颜色逐渐变为浅黄色，甚至呈白陶土色。

（4）母乳性黄疸：这是一种特殊类型的病理性黄疸。少数母乳喂养的新生儿，其黄疸程度超过正常生理性黄疸，原因还不十分明了。其黄疸特点是：在生理性黄疸高峰后黄疸继续加重，胆红素可达

10～30mg/dL，如继续哺乳，黄疸在高水平状态下继续一段时间后才缓慢下降，如停止哺乳48小时，胆红素明显下降达50%，若再次哺乳，胆红素则又上升。

病理性黄疸不论何种原因，严重时均可引起"核黄疸"，其预后差，除可造成神经系统损害外，严重的可引起死亡。因此，新生儿病理性黄疸应重在预防，如孕期防止弓形体、风疹病毒的感染，尤其是在孕早期防止病毒感染；新生儿出生后防止败血症的发生；新生儿出生时接种乙肝疫苗等。家长要密切观察孩子的黄疸变化，如发现有病理性黄疸的迹象，应及时送医院诊治。

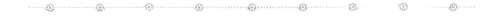

5. 母乳性黄疸的新生儿还能吃母乳吗？

母乳喂养的新生儿黄疸分为母乳喂养性黄疸和母乳性黄疸综合征，有时这两种可以同时存在。它们在母乳喂养时都应注意下列有关事项。

（1）母乳喂养性黄疸：也称为"缺乏"母乳的黄疸。一般在新生儿出生后3～4天内出现，持续时间一般不超过10天，多发生在初产妇分娩的孩子。可能的原因有：①添加了口服葡萄糖液；②不经常哺乳；③胎便排出延迟。这些原因使新生儿缺乏母乳的喂养，造成黄疸。

母乳喂养性黄疸处理方法：①母亲一定要做到勤喂乳，在24小时内哺乳8～12次，或者更多。②要仔细观察新生儿是否有效地吸吮到乳汁。③注意大便性状，对胎便排泄延迟的新生儿可用开塞露塞肛，促进胎便排出。④限制辅助液体的添加，使婴儿充足地摄取乳汁。

（2）母乳性黄疸综合征：母乳性黄疸是一种以间接胆红素增高为主的高胆红素血症，其发生率为 1%，一般发生在生后 7 天左右。此类黄疸可持续 3 周到 3 个月。多见于经产妇分娩的新生儿。其发生原因到现在还不十分明确。有人推测母乳中含有一种激素，这种激素可以与间接胆红素竞争与肝内葡萄糖醛酸转移酶的结合；还有人认为母乳中的脂肪酸可以抑制肝内此酶的活性，这两种情况都可使间接胆红素不能转化成直接胆红素，因而引起高间接胆红素血症。目前多数人认为母乳性黄疸主要是因小肠对胆红素的吸收增加，致使胆红素的正常肠肝循环增加所引起。

母乳性黄疸确诊后无须特殊治疗，对于足月健康儿，一般不主张放弃母乳喂养，而是在密切观察下鼓励母乳少量多次喂哺。有观点认为增加喂养次数可预防早发型母乳性黄疸。门诊随访监测血清胆红素浓度，一旦高达 256.5 μmol/L 时暂停母乳喂养 72 小时，改配方乳喂养；对血清胆红素浓度在 256.5 ～ 342.0 μmol/L 的患儿建议停母乳喂养改配方乳喂养，并进行光疗。早产儿因其血脑屏障不成熟，易发生胆红素脑病，如发生母乳性黄疸应及早干预。

美国儿科学会近年来建议的母乳性黄疸处理办法：①补充配方奶 + 光疗；②停母乳 + 光疗；③停母乳不光疗；④暂停母乳喂养，改配方奶 + 光疗。一般认为母乳性黄疸预后良好，迄今为止很少有胆红素脑病的报告。因为有报告显示母乳性黄疸有导致轻微的中枢神经系统损害的可能，因此对于血清胆红素浓度较高的母乳性黄疸的患儿，尤其是早产儿应密切观察给予适当的处理。

　　勤喂奶，保证孩子的奶量，让孩子吃饱以刺激肠蠕动，增加大便排出仍是减少早发型母乳性黄疸发生的一个好的措施。

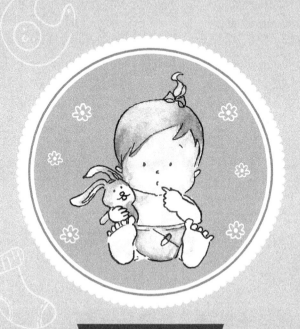

第五部分

从外观看先天异常

新生儿常见先天异常百问

1. 什么是先天性小耳畸形?

先天性小耳畸形表现为耳廓发育不全，且较正常者微小。常伴有外耳道和中耳的畸形，一般可将小耳畸形分为三度。

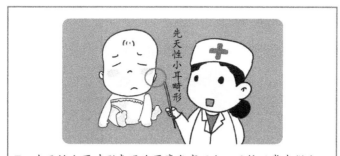

先天性小耳畸形表现为耳廓发育不全，且较正常者微小

先天性小耳畸形是一种较为常见的先天性疾病，是常见的先天性耳廓畸形类型之一，其主要是由于耳廓在胚胎时期发育不良所造成的，这一疾病在早产儿身上较为常见。先天性小耳畸形的主要表现为耳廓发

育不全，常合并外耳道闭锁、狭窄、中耳畸形，特别严重的甚至会合并内耳畸形。先天性小耳畸形的存在不仅会直接影响到患儿的正常生活，而且会对患儿造成一定的心理负担，多数患儿会表现出性格孤僻、喜欢独处的特征，很难拥有自己的交际圈，长此以往会影响到儿童的心理发育情况。现在，先天性小耳畸形的治疗已经不再是一件难事，其一般需要通过全耳廓再造和听力功能重建手术来帮助修复耳廓和恢复听力。

先天性小耳畸形的临床表现有：

（1）耳廓畸形：先天性小耳畸形的患儿普遍存在较严重的耳廓畸形，可以通过外观发现。其耳廓无论是大小还是结构均与正常人之间有着本质上的区别。多数患儿存在高度畸形的情况，严重者甚至会存在耳廓完全没有发育的情况。

（2）听力功能下降：先天性小耳畸形患儿的耳廓和中耳均会同时存在畸形的情况，这一现象会直接影响到患儿的听力功能，致其出现传导性耳聋或神经性耳聋的症状。

（3）语言学习困难、智力发育缓慢。

2. 先天性小耳畸形患儿什么时候手术最适宜？

先天性小耳畸形目前最主要的治疗方法为耳廓成形术，其手术时机需综合各方面因素进行考虑，常见的手术时间选择为小儿6～7岁。因为此时患儿肋软骨发育最好，小儿耳廓和成年期耳廓大小基本一致。

另外需充分考虑各个手术切口位置的同时，权衡各项利弊，调整手术年龄。

手术的方式——耳廓成形术可一期或分期完成。一期耳廓成形是将成形的耳廓支架放入耳廓处皮下，并将其竖立起来，重建耳廓形态。其后方皮肤缺损以植皮进行修复。分期成形是将手术分为二期：第一期手术位置为耳廓，行外耳道整形术。第二期手术为鼓室成形术，目的为听力矫正，同时可佩戴耳廓假体：佩戴假体先要在颞部合适位置置入肽金属支架，用于固定耳廓假体。假体可根据正常耳廓或他人耳廓进行制作，其形状和颜色逼真，但材料会随使用时间老化，需定期更换。

3. 什么是先天性唇腭裂?

唇腭裂是口腔颌面部最常见的先天性畸形，在我国发生率约为1.7‰。唇腭裂畸形分为单纯唇裂、唇腭裂和单纯腭裂。唇裂典型表现为面部缺损，唇裂外观表现较为明显，为"兔唇"样改变，其上唇、牙槽突从切牙孔向后裂开。腭裂患儿不仅有软组织的畸形，大部分腭裂患者还伴有不同程度的骨组织畸形和缺损，软腭肌肉发育差，腭咽反射差。腭裂患儿常表现为腭裂语

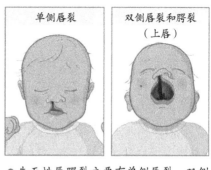

单侧唇裂　双侧唇裂和腭裂（上唇）

● 先天性唇腭裂主要有单侧唇裂、双侧唇裂和腭裂（上唇）等类型

音，其特点为元音出现不应有的鼻腔共鸣（过度鼻音）；辅音因口腔内气压、气流不足而无法发出，或用异常部位替代发音（辅音遗漏、辅音替代）。并常伴有吸吮困难、易疲劳、吞咽乳汁时易从鼻腔溢出等现象。唇腭裂的病因尚不明确，遗传与环境因素在胚胎早期的作用是其发病的基础。其中与遗传因素相关的有家族史、血型、性别等；环境因素主要包括环境污染、化学药物、吸烟、酗酒、维生素 A 缺乏、感染、服用抗癫痫药物、饲养宠物、缺氧、妊娠反应、生育年龄、胎儿出生季节、胎次等。

唇腭裂患儿产前的诊断仍属于难点。国外相关研究指出，目前约有 21.6% 的唇腭裂患儿为生后检出。而产前超声检查胎儿唇腭裂最佳的时间为胎龄 18 到 28 周，因此时其口唇发育较完善，羊水相对较多，图像最清晰，可检出 85% 以上的胎儿唇腭裂畸形。此时也是行胎儿全身畸形筛查的最佳时期。家长应按时做好各项产前筛查。

4. 先天性唇腭裂什么时候手术最好？

一旦发现患儿为唇腭裂者需及时就诊行手术治疗，常规唇裂修复手术最适宜的手术时间为生后 3 ～ 6 个月，同时体重超过 5kg。最晚也不能延迟至 8 个月以后。这样不仅有利于全身生长发育，也能促进唇、颌的发育，又不会耽误腭裂患儿的手术时机。同时存在唇腭裂者，应分期手术，先修复唇裂，再修复腭裂。患儿需要到正规专业医院或具备一定条件并拥有丰富经验的相关科室就诊，同时做好细致的术前术后工作，从而安全实施手术。再综合评估患儿全身情况、手术方法、语音效果和上颌骨发育等因素，确定手术时机，以确保其手术的安全及质量。

行腭成形术后，腭闭合功能良好且无智力、听力障碍者需进行系统的语音治疗。语音治疗必须具有针对性，一般采用一对一的形式，对每一位患儿应根据其表现的症状及自身特点设计出不同的语音训练路线和方法。患儿行语音治疗的年龄一般以 4～6 岁为宜，首先是因为此时患儿已完成了自然语音发育过程，语音很难自行改善；其次，此时期理解能力较差，但模仿能力强，治疗时可侧重使用诱导模仿的方法；再者，此时期患儿可基本配合医生治疗，能理解成年人的指令，并能较准确地执行。语音训练包括：腭咽部闭合功能训练，唇、舌等发音器官功能练习、辅音错误矫治、音节的形成组合训练。

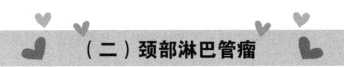

（二）颈部淋巴管瘤

 1. 颈部淋巴管瘤有哪些表现？

当宝宝颈部出现一个突出躯干和肢体表面、质地柔软的包块，压之不痛，可能透光并且可被压缩时，需警惕是否为颈部淋巴管瘤。颈部淋巴管瘤畸形占全身病变的 70% 以上，主要与颈部淋巴系统丰富有关。左侧颈部淋巴管瘤的发生率为右侧的两倍。颈中部淋巴管瘤及瘤体较大者可压迫气管和食管，导致气道阻塞，引发呼吸道压迫症状。约 10% 的颈部淋巴管畸形可扩展至纵隔，造成气管移位、呼吸困难。

大多数的颈部淋巴管瘤初期很小，以后逐渐长大，与患儿身体成比例增长，且不会自然消退。近 1/3 颈部淋巴管瘤增大是因为感染、出血或激素水平改变，淋巴回流受阻所致。这时候常常伴有压痛感，皮肤表面可表现为淡蓝色红肿。

2. 颈部淋巴管瘤怎么治疗？

颈部淋巴管瘤不会自然消退，其病变部位缓慢扩张并贯穿整个病程至终身，不仅会导致严重畸形，还可能造成明显的功能障碍，甚至危及生命。对于已确诊的颈部淋巴管瘤患儿应尽早就医，对其实施积极的治疗。因就诊时间越迟，对其治疗和干预的时间越晚，带来的畸形和功能障碍就越明显。经产前诊断发现为颈部淋巴管瘤及生后有不断增大累及压迫气管的患儿需立即就诊，尽早治疗，防止瘤体出血、破裂，引起呼吸困难，危及生命。

一般而言，颈部淋巴管瘤的治疗方法包括直接手术切除、行硬化剂注射、激光治疗及各种方法的综合应用。手术切除是永久性治愈淋巴管瘤的最好方法，也是目前最常用的治疗方法，适用于局限性大囊型病变。而多囊型、包块边界不清者可行硬化剂注射。近年来采用硬化剂注射的治疗方法越来越多，该方法不仅治愈率高、不良反应小，且疗程短，同时减少了对外形及功能的影响。激光治疗适用于浅表黏膜病变，但对于大型的颈部淋巴管瘤畸形，此法几乎无效。

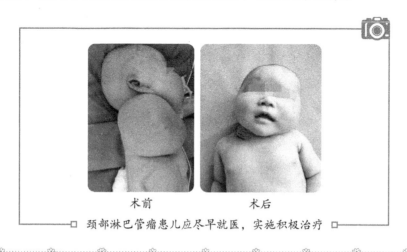

术前　　　　　　　术后

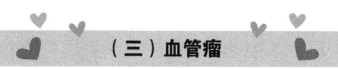

颈部淋巴管瘤患儿应尽早就医，实施积极治疗

（三）血管瘤

 1. 什么是血管瘤？

血管瘤是婴幼儿最常见的一种良性肿瘤，一般发病率可高达 10%。低出生体重儿及早产儿的发病率更高。血管瘤好发于女性，其好发部位在头面部、躯干、四肢、会阴，其中约 20% 为多发性的血管瘤，而

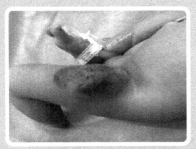

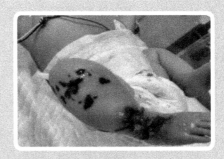

●血管瘤发生在左大腿患儿　　　　●血管瘤发生在右腿并感染的患儿

位于内脏的血管瘤大多不易被发现。体检时偶然发现或者伴出血出现相应的临床症状时才会被发现。

血管瘤是属于血管发育异常的一种疾病，30%的血管瘤出现在新生儿时期，绝大多数血管瘤在新生儿出生后最初几周出现。其早期表现为一个红点或红色包块，在随后的数周或数月中迅速发展，即表现出所谓的快速生长期；经过3～6个月的增生，瘤体迅速长大；随后6～18个月，瘤体增长缓慢进入到相对的稳定期；之后便在幼年时发生渐进性退化，进入消退期。但此期并非绝对，且存在重叠，血管瘤从增殖到消退的过渡是一个渐进的过程。

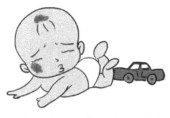

●单纯性的血管瘤新生儿期表现为皮肤红色皮疹

单纯性的血管瘤新生儿期表现为皮肤红色皮疹，初时为针尖或者虫咬般大小，短期内迅速增殖为鲜红色高出皮面的压之可褪色的斑片状皮损。复杂性血管瘤也于新生儿期发病。位于头颈部的血管瘤易造成容貌毁损、听力视力障碍或气道阻塞。肝血管瘤会造成充血性的心功能不全、甲状腺功能减退等。先天性血管瘤多于产前发现，在发现时就偏大，一般直径为 3～5cm，甚至更大；颜色为紫罗兰色，而非鲜红色，并伴有粗糙的血管扩张，中央略凹陷伴周围苍白的晕轮。少数血管瘤合并其他畸形或异常形成各种综合征，如：血小板减少综合征和 K-T 综合征。血小板减少综合征表现为迅速扩大的毛细血管内皮瘤伴血小板减少凝血功能异常及广泛出血，瘤体呈恶性增长但不转移。K-T 综合征典型表现为葡萄酒色斑、浅静脉曲张、软组织增生。

2. 血管瘤会不会自行消失？

血管瘤是一种常见的先天性的血管性疾病，会给宝宝的容貌带来影响，一般血管瘤极少自行消退，大部分的血管瘤会随着患儿年龄的增长，治疗的难度增大。

（1）毛细血管瘤由发育异常的扩张毛细血管构成，它又可分为两类，其中的单纯性毛细血管瘤小儿出生后即有，头面部、颈部都可出现，大小不一，形状不同，一般为斑块样肿物，比皮肤略高出一点，颜色为鲜红色或紫红色，这种毛细血管瘤不会自行消退。

（2）海绵状血管瘤由发育畸形的无数血窦组成，从外表上看它是一种高出皮面的隆起肿物，多长于头皮和面部，也可发生于肌肉间、骨间，形状为圆形、扁平或不规则形状，大小不一。海绵状血管瘤比较柔软，有弹性，挤压后可缩小。海绵状血管瘤不仅不能自行消退，而且对患儿危害较大，比较大的海绵状血管瘤还可合并血小板减少症，从而引起血小板减少。

（3）草莓状血管瘤有极少数患儿是可以自行消退的，但概率很低，如新生儿出生6个月后没有消退的迹象，则需尽早治疗。

（4）混合型血管瘤就是两种以上血管瘤混合存在而以其中一种血管瘤为主，混合型血管瘤也不能自行消退。

很多家长对血管瘤抱着侥幸心理，认为血管瘤会自己消退，便不以为然，但是往往由于家长们的忽视，致使患儿延迟治疗，病情加重，最终增加了治疗的难度。因此一定要做到早发现、早就诊、定期随访、早治疗。

3. 血管瘤会带来哪些危害？

血管瘤在其自然演变的病程中可出现以下一些并发症：

局部并发症为最常见的一种：皮肤破损、溃疡形成。血管瘤患儿由于局部刺激、摩擦、抓挠引起局部皮肤破溃，反复损伤引起溃疡，常见的部位如颈部、腋窝、腹股沟、臀部及会阴。

感染：经久不愈的皮肤缺损及溃疡常常会引发感染，进一步发展形成蜂窝组织炎，严重时可引起败血症，危及患儿生命。

全身严重并发症：①管腔阻塞：血管瘤的快速增长可导致局部管

腔阻塞，引起严重并发症：如口腔、舌根咽喉部血管瘤增生引起气道阻塞、呼吸不畅，严重时引起呼吸困难；腮腺及耳部血管瘤导致耳道阻塞等。②出血：大面积血管瘤出血及内脏血管瘤外伤大出血可出现休克，严重时会危及生命。反复出血消耗血小板、纤维蛋白原等凝血因子会使出血难以控制。③重要器官损伤：眼眶血管瘤影响视力，严重时可导致失明；颅内血管瘤可引起癫痫及占位性病变；四肢广泛血管瘤可影响运动功能；面部血管瘤影响外观，严重时可毁容。

4. 血管瘤怎样治疗最好？

血管瘤虽然不痛不痒，但是容易破损引发皮肤感染或者大出血，而且很多患者发病部位为颜面部，此病对其外观影响很大，应该尽早治疗。血管瘤表现多样，差异较大，很难有一种或数种固定的治疗方式。总体治疗原则为：控制瘤体生长，促进瘤体消退，减少并发症，保留器官功能，保护面容美观。可采用的治疗方法如下：

（1）手术治疗：采用外科手术方法将病损组织切除，以达到治疗目的。对于独立且较小的病灶效果良好。适用于：①不能自行消退，药物治疗及局部注射治疗效果不佳者。②对注射治疗效果不佳，瘤体不大，不影响美容者。③注射效果不佳，严重影响功能者。一般情况下，病损区血管丰富、血量大，手术时可能引起大出血，术前需要准备全血。

（2）局部注射：使用硬化剂行局部注射治疗，可使血管瘤组织纤维化，血管闭塞，瘤体萎缩，达到治疗血管瘤的目的。局部注射可以用在小的（2cm以下）浅表病灶，局限性地阻挡视轴或鼻道，或可能造成毁容的敏感部位（如眼睑、嘴唇、鼻部等）采用激素、平阳霉素、聚桂醇等药物。但需要注意可能会造成缺血，皮肤坏死、破溃等。对于某些眼眶周围的血管瘤，尤其是在新生儿时期增长迅速，有使眼睛不能睁开趋势者，需要及时选择注射治疗来控制瘤体生长，以防视力受损。

（3）口服药物治疗：常使用激素药物普萘洛尔口服，可用于体积庞大的或多发性血管瘤患儿，适用于出生后第一年使用，尤其是6个月内。

（4）激光治疗：属局部的治疗方法，目的是促使血管瘤萎缩和消退，而并非力求1次消除病灶，尽可能避免术后瘢痕的形成，主要用于瘤体小的表皮血管瘤。一般病灶深度在5mm以内的患儿疗效满意；而对于深度为5mm以上的病灶，单一的激光治疗疗效有限，需联合其他治疗方法。

（5）介入治疗：常用的介入治疗方法为影像引导下经皮硬化术及经导管动脉硬化栓塞术。前者是通过局部穿刺途径在影像引导下，将药物（平阳霉素、地塞米松等）直接注入瘤体内，使瘤体缩小；后者则是经导管动脉途径将药物及栓塞剂注入瘤体内，以达到破瘤体血管及栓塞瘤体供血动脉的目的。适用于患有巨大瘤体以及血管瘤并血小板减少（K-M）综合征的相关病例。

（四）畸胎瘤

 1. 什么是畸胎瘤？

畸胎瘤是一种胚胎性肿瘤，是由三种原始胚层（内胚层、中胚层、外胚层）的胚细胞异常发育形成，是婴幼儿期常见的实体肿瘤。畸胎瘤可发生于身体的任何部位和任何器官，从头部大脑到骶尾部均可见。最常见于躯体中线部分或中线两侧如骶尾部、腹膜后、纵隔。畸胎瘤发生的位置与患儿年龄相关，婴幼儿畸胎瘤常发生在性腺外组织，骶尾部、颈部、口咽部、前纵隔、腹膜后为常见的好发部位。而大龄儿童则以性腺畸胎瘤多见，可发生在睾丸或卵巢。其他畸胎瘤可表现为实体瘤，或者以囊性为主，或囊实性混合性畸胎瘤。

畸胎瘤按肿瘤出现的部位可分为生殖腺内肿瘤和生殖腺外肿瘤，即卵巢畸胎瘤、睾丸畸胎瘤及生殖腺外肿瘤。根据其组织特点又可分为：

（1）成熟型畸胎瘤：成熟型畸胎瘤是由分化良好的组织构成，新生儿期的病变大部分为成熟型。

（2）未成熟型畸胎瘤：大多数畸胎瘤是由成熟细胞组成的，有20%～25%包含不成熟的成分，多为神经上皮。小儿未成熟型畸胎瘤并非就是恶性肿瘤，组织的不成熟程度对预后判断意义不大。

（3）恶性畸胎瘤，畸胎瘤中最常见的恶性成分是卵黄囊瘤，即内胚窦瘤。胎儿出生时即为恶性者少见，但恶性变可以随年龄增长及肿瘤的不完整切除而增加。

其中骶尾部是胎儿及新生儿期畸胎瘤最好发的部位，约占所有畸胎瘤中的 70%。肿瘤大多为良性病变，约 17% 呈现恶性组织学特征。临床表现为孕 22 ～ 34 周时可发现胎儿骶尾部出现外生性肿块，含实质性或囊性成分，有时甚至能发现局灶性钙化点。彩色多普勒超声可发现大部分肿块中有丰富血供。出生后即可发现骶尾部巨大的有完整皮肤覆盖的肿瘤。肿瘤表面常因张力高而呈现皮肤菲薄发亮，可见曲张的静脉，有时会出现溃疡或破溃。肿瘤常偏向一侧，而非至于中线上。有时肿物向会阴部生长，将肛门顶向前方，甚至出现肛门黏膜轻度外翻，巨大的盆腔肿块会压迫或推移直肠、尿道，引起排便困难、大便变扁、排尿困难、尿潴留等表现。肿瘤呈囊性或囊实性相间，实质性部分硬度不均，有时可触及骨样硬度的内容物。指检可发现骶前肿物，且肿物与尾骨关系密切。另外还可见隐形骶尾部畸胎瘤，即骶尾部外观正常，直肠指检可发现明显的肿物。隐形骶尾部畸胎瘤因病变较隐蔽，早期不易被发现，患儿往往因便秘、便条变细呈扁平状、排尿困难等症状就诊。此种类型就诊时间晚，容易恶变。

当臀部肿块出现快速增长或肿瘤表面反复溃烂时，提示肿瘤恶变或有恶变的可能。骶尾部畸胎瘤患儿还需注意以下症状：

（1）巨大肿瘤可因肿瘤窃血导致新生儿贫血，出现贫血貌和心率增快，严重者可出现高输出性心衰。

（2）除骶尾部肿块外还需要注意有无盆腔肿块，是否因肿瘤压迫直肠尿道导致排便困难及尿潴留。

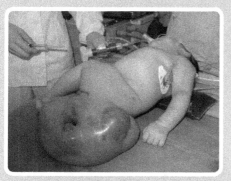

●骶尾部是胎儿及新生儿期畸胎瘤好发部位

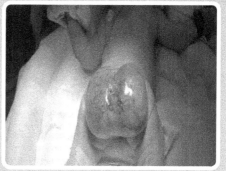

●骶尾部畸胎瘤患儿

（3）需注意双下肢活动情况，有无肌力下降，如恶性畸胎瘤侵及椎管内导致下肢瘫痪。

2. 畸胎瘤是恶性肿瘤吗?

畸胎瘤根据其组织学及病理特点可分为成熟型、未成熟型、恶性三类。成熟及未成熟型畸胎瘤是良性病变，而新生儿期的病变约90%为成熟型畸胎瘤，为良性肿瘤。随着年龄增长，恶变的发生率上升。如将肿瘤早期完整切除，大多数能获得治愈。

恶性畸胎瘤含有恶性肿瘤特征的细胞成分，最常见的是内胚窦瘤。肿瘤恶性程度的高低依赖两个因素：（1）肿瘤的部位及范围。（2）诊断时的年龄。在生后 2 个月以后诊断的患儿，肿瘤具有较高的风险变为恶性。

3. 畸胎瘤怎样治疗？

畸胎瘤一经确诊，应尽早手术切除。新生儿期的畸胎瘤早期行手术完整切除能获治愈，减少病死率。如肿瘤完整且患儿病情稳定可不行急诊手术；但如果肿瘤出现破溃或严重出血影响新生儿血流动力学稳定时应行急诊手术。

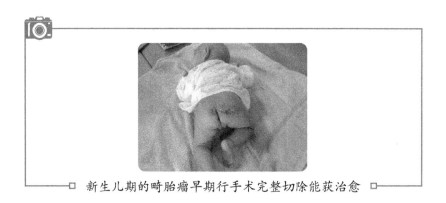

新生儿期的畸胎瘤早期行手术完整切除能获治愈

恶性畸胎瘤术后化疗是重要的治疗措施。术前判断能一期完整切除肿瘤者，应先行手术治疗，再行术后化疗。若不能一期完整切除肿瘤，则应先行化疗促使肿瘤缩小、血管萎缩、肿瘤边界清楚以利于二期完整切除。

4. 骶尾部畸胎瘤术后影响排大小便吗？

骶尾部畸胎瘤手术效果跟肿块性质、大小、部位、神经受累情况有关，其良性肿瘤预后良好，大多无大小便失禁现象，术前存在大小便功能障碍者可通过手术得以改善。此病一旦确诊，需及时就诊，尽早行手术治疗。同时术后的随访也尤其重要，术后定期复查血清甲胎蛋白，以便尽早发现可能的肿瘤复发，及时处理。

5. 畸胎瘤术后还会复发吗？

畸胎瘤完整切除后一般不易复发，大多数良性畸胎瘤术后可获治愈。少数病例出现局部复发、恶变甚至远处转移的情况。若行手术时未能完整切除瘤体或者术中瘤体破裂种植伤口或囊膜残留伤口则可能会导致术后复发。成熟畸胎瘤的肿瘤复发率为11%，未成熟畸胎瘤的复发率为4%。成熟畸胎瘤复发后再次手术，未成熟畸胎瘤、卵黄囊瘤复发后手术＋化疗，仍能取得较好疗效。因此术后随访尤其重要，一般术后3个月内每月进行随访，之后每3个月随访一次，2年后间隔可延长至半年一次。随访至少维持5年时间，最长甚至需维持至青春期以后。术后随访的重点是血

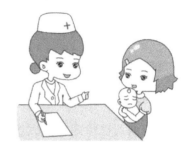

●畸胎瘤患儿术后随访很重要

清 AFP（甲胎蛋白）的监测及直肠指检。对于 AFP 水平下降不明显或再次升高的，需进一步做 B 超、CT 或核磁检查。

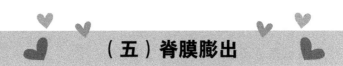

（五）脊膜膨出

 1. 脊膜膨出是什么病?

脊膜膨出是常见的神经系统发育畸形，是胚胎时期神经管闭合过程中发生障碍，引起的脊柱椎管闭合不全，使脊膜（或脊髓）从裂隙中膨出形成囊性肿物。这些畸形可致肢体瘫痪、大小便失禁、脑积水、痴呆或合并其他四肢畸形。

脊膜膨出多表现为婴儿出生后即发现背部正中有囊性肿物，偶有偏离中线常发生在腰部或腰骶部，往往合并脂肪瘤或血管瘤；有时也位于颈胸椎，一般多数向背侧隆起，极少数向腹侧隆起。囊性肿物周边大部分或全部（脂肪瘤型）有正常皮肤覆盖，中央有菲薄的膜性组织或肉芽面，触摸肿物有紧张感或囊性感，囊内液体（脑脊液）部分可以还纳入椎管内，绝大部分婴儿哭吵时肿物有冲动感，触之有痛觉，透光实验多数为阳性，挤压膨出肿物时，前囟门可触到冲击感。肿物基底部可触到骨缺损，绝大多数在正中位置，也有少数偏左。脊膜膨出大多数为单个，多个者极为少见。

脊膜膨出最常见的三种类型为：脊髓脊膜膨出、脂肪脊髓脊膜膨出和单纯脊膜膨出。

（1）脊髓脊膜膨出：可发生在背部中线任何位置，通常在腰骶和骶尾部。外观上可见背部一肿块，肿块表面为一菲薄壁，无皮肤覆盖。有的肿块表面有不正常皮肤，该皮肤色青，无皮下组织，真皮层呈瘢痕样变性，直接与囊壁相通。

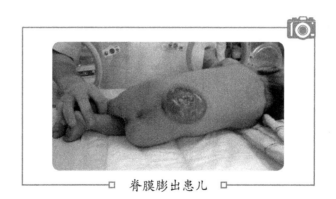

脊膜膨出患儿

（2）脂肪脊髓脊膜膨出：脂肪脊髓脊膜膨出患儿外观上可见背部一肿块，表面覆盖着正常的皮肤，有的最初体积较小，以后随年龄增长或在短期内迅速增大。其体积小者通常呈圆形，较大者多不规则，有的有一细颈样蒂，有的基底宽阔。膨出物表面有的皮肤上有疏密不一的长毛和（或）异常色素沉着，有的表现为毛细血管瘤，还有些在膨出物上或其附近有深浅不一的皮肤凹陷。脂肪脊髓脊膜膨出可发生在脊柱任何节段，临床上可有不同程度的下肢瘫痪、足畸形、步态异常及膀胱、肛门括约肌功能障碍，严重者往往合并脑积水、脑发育不良、脊髓积水、脊髓纵裂等。晚期表现为脊柱侧弯、肾盂积水等。

（3）单纯脊膜膨出：特点是脊膜自骨缺损处向外膨出，囊内含脑脊液、无脊髓和马尾神经。此症外观与脂肪瘤型脊髓脊膜膨出相同。当囊肿向脊柱背侧膨出时，称之为背部单纯脊膜膨出；囊肿向骶尾腹侧膨出时，称之为骶前脊膜膨出。单纯脊膜膨出一般无神经损害症状。

2. 脊膜膨出怎样治疗？

目前对脊膜膨出的治疗原则是早期手术。手术以把神经基板关闭到椎管腔内，重建内环境、传导神经元功能为主要目的。患儿一经确诊，通常在生后 24 ～ 72 小时内行手术，除非患儿身体条件无法耐受手术或麻醉。若已经出现破溃而无明显感染者，应实行急诊手术。对于局部有感染者可先用抗生素控制感染，待炎症消退后予手术治疗。对于一些已有轻度下肢瘫痪、大小便失禁及脑积水者，也应早期行脊膜（脊髓）膨出切除修补术，同时做椎管减压、神经松解和终丝切断，以便促进患儿神经功能恢复。

3. 脊膜膨出术后影响排大小便吗?

脊膜膨出手术疗效同其畸形分型、患儿年龄关系密切,单纯脊膜膨出疗效好,而脊髓脊膜膨出,特别是脂肪瘤型者,疗效差。脊膜膨出根据分型,术前常存在不同程度的下肢神经症状,如麻痹及大小便失禁等,可通过行脊膜修补术得以不同程度的改善。脊膜膨出一旦发现,应尽早行手术治疗。其病程越短,手术效果越好。早期手术疗效不仅令人满意,且彻底避免了脊髓脊膜的发生,减少了脊神经脊髓的粘连,使患儿得到正常的生长发育。有大小便失禁者,家长可在医护人员指导下对其进行膀胱功能训练和治疗。此症患儿术后坚持每 1 个月、6 个月、1 年各复查 1 次,同时需注意坚持下肢肌力锻炼。

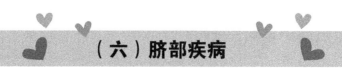

(六)脐部疾病

1. 肚脐眼是哪里来的?

肚脐,俗称肚脐眼,中医称之为"神阙"。胎儿在母体中生长发育所需要的氧气和营养物质是通过脐带这根运输线来获得,胎儿的排泄废物也由此转运至母体,排出体外,它是连接胎儿与母体之间的通道。脐带是一个连接胎儿和胎盘的管状结构，内含结缔组织和一支脐静脉、一对脐动脉。婴儿在出生后产科医生将脐带距宝宝脐部 < 10cm 处剪断，1～2周后脐带残端会自行脱落，在其身上永远留下的痕迹，即为肚脐眼。

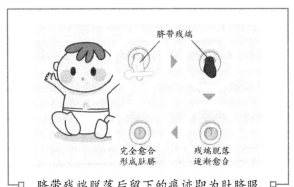

脐带残端脱落后留下的痕迹即为肚脐眼

2. 肚脐护理能大意吗?

出生后，婴儿脐带即被结扎剪断，留下脐带的残端。脐带残端脱落前，脐部易成为细菌繁殖的温床。脐带结扎后留有脐血管断口，这是新生儿生后唯一的开放性伤口，会成为病原微生物侵袭新生命的危险通道。如脐部出现感染，细菌及其毒素通过其血管的断口处进入血液循环，再加上宝宝免疫功能低下，局部感染，可导致新生儿出现脐源性腹膜炎、新生儿肺炎、新生儿败血症等疾病。

正常情况下新生儿脐带残端在出生后1～2天后自然干瘪，3～7天开始脱落，1～2周自行愈合。若出生2周后仍未脱落，只要没感染，则不用担心，只需每天用酒精消毒，保持局部清洁干燥，加速脐带残端脱落即可。如果胎儿脐部发育过程异常或有残遗结构的存留，就会形成各种畸形。

一个小小的脐部，并发的疾病可多达10余种，包括：脐炎、脐茸、脐肠瘘等。一旦出现哪种情况，都需要引起重视，及时去医院就诊。

3. 常见的脐部疾病有哪些?

（1）脐炎：脐带根部发红，或脱落后伤口不愈合，脐窝湿润，脐周皮肤发红，脐窝中可见脓性分泌物，带臭味；并伴有发热、拒奶、精神反应欠佳等，考虑为脐炎。脐炎是由于断脐不久，局部有尚未完全愈合的"伤口"及坏死的残端组织存在，加上新生儿自身免疫力尚不成熟，抵抗力差，此时病菌可乘机传入，引起的化脓性感染。严重者可形成败血症，并伴有全身中毒症状，危及生命。此时需至医院就诊，及时对症治疗。

（2）脐茸：脐部表面可看见一肉芽样组织，外表颜色稍红，很像一小块外表湿润的粉红肉，一般约米粒至黄豆粒大小，位于肚脐中央；分泌物不断，多为少量黏液或血性分泌物，脐周皮肤常继发湿疹。此时考虑为脐茸，脐茸是卵黄管闭塞后，其远端的黏膜（肠黏膜）未完全消失，在新生儿脐部形成的息肉样增生物。如出现此症状，需去医院就诊，行手术治疗。

（3）其他一些脐部疾病，如刚出生时，脐根部可见一囊性膨出物，通过半透明的囊膜隐约可见膨出的肠管，有时甚至可见肝脏、脾脏、膀胱、生殖腺等。囊膜在新生儿生后数小时内为柔软、光亮半透明状，24小时以后囊膜逐渐变为不透明、混浊、干燥脆弱，直至坏死。此种情况可考虑为脐膨出。脐膨出是一种先天性腹壁发育不全的严重畸形，病死率高。如出现此症状，需及时送医院行手术。

（4）脐窦：脐部脱落后，在脐部中央可见一小红色突出、有黏膜覆盖的小肿物，其中央凹陷，经此凹陷处插入探针或细导管，进入1～3cm受阻。此症患儿经常可见脐部排出黏液或有感染时排出脓血性分泌物，脐部皮肤因经常受分泌物侵蚀刺激出现红肿及皮疹。如出现此症状，应考虑为脐窦，极易感染。如出现此症状，需及时就医。

（5）脐肠瘘：当脐部出现反复渗液，消毒后未见好转，周围皮肤发红或脐部可见大便、小便样物质流出，有臭味，偶能发现有气体连续排出。脐孔中央位置有凸出的息肉样肿块，有完整的黏膜组织，色红，形态大而圆，有孔。探针可进入较深位置，哭闹及排便等腹压增高时可有部分黏膜经脐孔脱出，甚至造成嵌顿，脐周常伴有皮疹或溃疡。如出现此症状，需警惕脐肠瘘或者脐尿管瘘的可能，需至专科医院就诊，及时行手术治疗。

（6）脐疝：随着婴儿逐渐长大，当其哭吵、咳嗽、排便等腹压增高时脐部凸起一圆形或卵圆形包块，包块直径在1.5～2.5cm，张力通常不高，安静或平卧后包块消失，脐部皮肤松弛。此时需考虑为脐疝，一般 2 岁以内不用特殊处理，随着婴儿生长发育、脐部肌肉慢慢增厚绝大部分可自愈。

4. 新生儿出生后怎样做好脐部护理?

　　脐部对于宝宝而言十分重要，父母们也常常为此而担心，一是担心感染，二是担心此处容易着凉。胎儿出生后，脐部除医生给予包裹的纱布外，上面还垫上一层厚布，将所兜的尿布再盖在上面，里里外外好几层。当尿布被尿湿后，尿液将纱布和垫的厚布浸湿，而换尿布时，里面的纱布和垫布未及时换，使脐带浸在潮湿的环境下，各种病原菌在脐带这个适宜的环境下繁殖感染。另外，有些父母在新生儿脐带脱落创口未愈时，因局部潮湿使用爽身粉，使脐部在异物的刺激下形成慢性炎症，表现为脐肉芽肿，常呈一小的樱红色肿物，其表面有脓性分泌物，经久不愈。脐部感染轻者表现为局部有脓性分泌物，有臭味，脐部及周围皮肤发红或有肿胀；重者感染扩散引发腹壁感染，形成脓肿，或向腹膜扩散引起腹膜炎，向全身扩散引起败血症，危及生命。因此，做好正确的脐部护理尤其重要。日常护理需做好以下几点：

　　（1）每天都要检查新生儿的脐部，新生儿在使用尿布时，可将其腹部一端反折，使脐部暴露。保持脐部清洁干燥，不受大小便污染。

　　（2）在进行脐部护理时，应先洗手，注意新生儿腹部保暖。不可强行将没有脱落的脐带扯断。

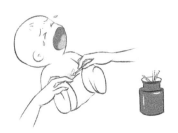

●新生儿脐带残端可每天用酒精消毒

（3）脐带脱落前应保持干燥，每天可以用75%酒精或生理盐水棉签擦拭脐根部2～3次，从内向外环形消毒，每根棉签限用一次，两次消毒待干时间大于30秒。脐带脱落后，脐窝可能还会有分泌物，此时仍需用酒精消毒，以促进干燥。

（4）新生儿脐部不可涂痱子粉，以免感染。

（5）新生儿沐浴时，可用肚脐贴护住脐部，待沐浴后同前方法继续行消毒处理，待干即可。如发现患儿脐部生后15天脐带仍未自然脱落或脐部出现红肿、脓性分泌物、渗血等情况时，应及时就医。

 5. 新生儿肚脐眼为什么总是"湿湿的"？

正常情况下，宝宝的肚脐眼是干燥的。肚脐眼总是"湿湿的"常见原因有以下几种：

（1）新生儿脐炎：由于断脐时或出生后处理不当而被金黄色葡萄球菌、大肠杆菌或溶血性链球菌等侵染脐部所致。

（2）脐茸：宝宝脐部的卵黄管残余组织（胚胎残余组织）增生物，又称为脐部卵黄管息肉或脐息肉。

（3）脐窦：为卵黄管的肠端闭合而脐端未闭所形成的窦道。时常排出少量无色无臭的黏液。

（4）脐肠瘘：卵黄管与肠腔相通，持续排出恶臭分泌物，并含有粪汁。

（5）脐尿管瘘：脐部与膀胱相通，有尿臭味不带粪渣的清亮液体自脐部流出。多为卵黄管残留症或脐尿管不全继发感染所致。

☀ 脐茸 ☀

1. 新生儿为什么会出现脐茸?

新生儿的肚脐眼正常情况下有个脐痂，一个月内慢慢能掉落。但有的宝宝的肚脐眼会形成一个息肉样的红色突起物，无法去除，这就是新生儿脐茸。它是卵黄管脐端残留的黏膜，是在新生儿脐部发育过程中，肠上皮和尿部导管在脐部没有完全退化，储存在脐部所致。

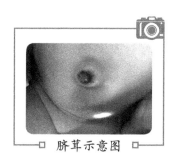

脐茸示意图

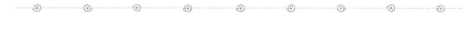

2. 脐茸怎样治疗?

脐茸需行手术切除。手术以尽量保留更多的正常脐部组织为前提，围绕息肉环形切口，皮肤缺损处用可吸收缝线修补。如有感染，应在感染控制以后，再行手术治疗。

☀ 脐窦 ☀

1. 脐窦是怎么来的?

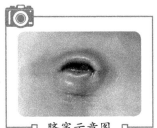

脐窦示意图

脐窦是卵黄管的肠端闭合而脐端未闭合所形成较短的窦道,临床表现为脐部经常排出少量无色无臭的液体,发生感染时,分泌物为脓血性。脐部皮肤因反复受分泌物刺激可出现红肿或皮疹等现象,多为卵黄管残留症或脐尿管不全继发感染所致。一般来说脐窦就是卵黄管残留症。

2. 脐窦是怎么治疗?

(1)短浅的脐窦可以用硝酸银烧灼处理。

(2)深、长久不愈合的脐窦应给予手术切除。并发感染时,先根据感染的程度合理使用抗生素控制炎症,加以局部理疗;有脓肿形成者,先行切开引流,清理窦道的脓液,不光是窦道的表面,窦道的深部清理也十分重要,待其好转后再进行手术完整切除窦道、脐部整形处理。

1. 新生儿肚脐眼凸起是怎么回事?

肚脐眼凸起在临床上是较为常见的症状, 有生理性的, 也有病理性的。生理性的肚脐眼凸起, 考虑腹壁肌肉比较少、腹压增高, 可使肚脐部突出, 无须行特殊处理。病理性的肚脐眼凸起, 最常见的为脐疝。脐疝是指少量腹腔内容物 (肠管或网膜) 在腹压增高时由脐部比较薄弱的位置向体表突出, 形成了腹外疝。由于肚脐部位没有明显的脂肪覆盖, 肚脐眼最容易发生脐疝。脐疝给患儿不会造成太大的影响, 大多为小的或症状不明显的脐疝, 是最常见的一种脐部疾病。婴儿发病率较高, 尤其是早产儿、低体重儿好发。

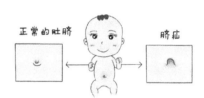

● 病理性的肚脐眼凸起, 最常见的为脐疝

脐疝发生的原因与脐部的解剖特点有关。在胎儿期, 脐环下半部通过一对脐动脉和脐尿管, 脐环上部通过静脉。出生后, 这些管道随即闭塞变成纤维索, 与脐带脱落后的瘢痕性皮肤相愈合, 形成的区域为薄弱区。此外在婴儿期, 其腹部筋膜和肌肉发育不成熟, 两侧腹直肌及前后鞘在脐部尚未合拢, 当婴儿出现过多哭吵、咳嗽、腹泻、便秘等使腹压增高的行为时, 便促使腹腔内容物 (肠管或网膜) 经此薄弱区朝外疝出, 形成脐部凸起的包块。

脐疝常表现为患儿在哭闹、咳嗽等使腹压增高时, 脐部出现圆

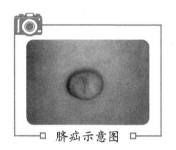
脐疝示意图

形或卵圆形突起包块，包块直径大小常为 1.5～2.5cm，张力通常不高，安静或平卧时包块自行消失，脐部皮肤松弛。当出现包块时，用手指压迫突起物，膨出的内容物可轻松还纳至腹腔，偶可闻及清晰的气过水声。触摸的手指深入可探及脐环缺损的边缘，并估计其直径，触摸手指指尖可有明显的冲击感。一般 1 岁以下婴儿脐环直径为 0.5～1.5cm。年长幼儿由于疝长期突出，疝囊出现扩张，其直径可达 3～4cm。极少数脐疝出现嵌顿现象，即为疝内容物不能回纳至腹腔。绝大多数婴儿脐疝无特殊症状，少数患儿可伴有消化不良、腹泻、易惊等。

 ## 2. 得了脐疝怎么办？

婴儿脐疝并没有什么危险，在很多人眼中它甚至不算疾病，只是一种正常的生理现象。随着宝宝年龄增长，腹肌发育完善，脐环缺损直径逐渐变小，进而闭合，很多宝宝不到 1 岁就自愈了。脐疝的治疗常规为：2 岁前观察即可，暂无须作任何处理。2 岁以后小的脐疝可试行保守治疗 3～6 月，如不自行闭合再施行手术治疗；如果脐疝大于 2cm 者，自愈的可能性比较低，应早期施行修补手术。

不过有一种特殊情况，要立即治疗。宝宝平卧时，无法将脐疝按回肚子，稍稍碰到肚脐，就十分疼，宝宝出现剧烈哭吵，此时考虑为脐疝嵌顿，可能会出现肠道出血、坏死等情况。

☀ 脐肠瘘 ☀

1. 肚脐眼总是流"脏水"是怎么回事？

脐肠瘘，又称脐瘘、卵黄管未闭，是一种少见的先天性畸形。该病是由于胎儿原始肠道与卵黄囊之间相连的卵黄管未能完成闭锁，导致新生儿肚脐与肠道直接相通所致，肚脐眼流脏水是肠道内大便经卵黄管从脐部漏出。

脐肠瘘常表现为：临床症状出现在生后1～2周；脐带脱落后，

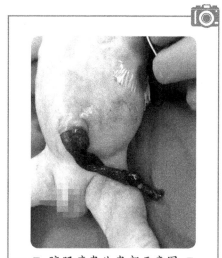

脐肠瘘患儿患部示意图

脐部外观明显发育异常；脐部有异常分泌物，可间歇排出黏液、肠气、胆汁样液体或粪便等；有臭味，偶能发现有气体连续排出；脐孔中央位置有凸起的息肉样肿物，有完整黏膜组织，色红，形态大而圆，有孔，探针可进入较深位置；可有大便排出，哭吵及排便等腹压增高时可有部分黏膜经脐孔脱出，甚至造成嵌顿；脐周皮肤常伴有皮疹或溃疡。

2. 脐肠瘘怎样治疗?

脐肠瘘是先天性的,为脐与小肠之间的肠管未闭,致脐与肠相通而反复出现的脐部感染。脐肠瘘一经确诊应手术治疗。术前应注意保持脐周皮肤干燥,皮疹、溃疡等好转或愈合;预防和控制感染,同时注意补充电解质,维持酸碱平衡及保障营养支持等。手术可选用两种切口完成:(1)经脐部切口手术。(2)经脐环切口手术。手术的预后效果佳,并发症少,生长发育一般不受影响。

☀ 脐膨出 ☀

 1. 新生儿肚脐眼处有肠子露在外面是怎么回事?

新生儿肚脐眼处有肠子露在外面需警惕腹裂和脐膨出,腹裂是以腹腔内脏通过脐环的一侧(绝大多数为右侧)腹壁缺损脱出腹腔外为特征的先天性畸形。腹裂为腹壁缺损中最为常见的类型,脐膨出位居第二。腹裂合并其他畸形的发生率低,绝大多数合并的畸形为消化道畸形。脐膨出合并其他畸形率可达 74%,这些畸形中 20% 为心脏畸形,其中法洛四联症和房间隔缺损最常见。

腹裂表现为:脐环、脐带发育正常,裂口位于脐右侧腹壁,呈纵向,长 2 ~ 3cm;在脐带和缺损之间偶尔存在皮桥,腹壁肌层正常,没有

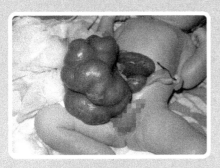

●腹裂患儿患部

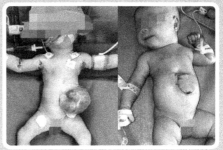

●脐膨出患儿患部

囊膜或囊膜残余物覆盖；脱出于腹腔外的胃、肠管，偶尔有生殖腺脱出；肠管颜色暗红发紫，肠壁水肿增厚，没有蠕动。也可见肠管间互相粘连，有胶冻纤维物质覆盖于表面。有少数病例显示肠管有缺血或坏死，腹腔容量小且干瘪。

脐膨出：是指腹壁发育不全，在脐带周围发生缺损，腹腔内脏由此膨出体外的先天性畸形，脐膨出表现为两种类型：

（1）小型脐膨出：可见正常脐带，脐带根部可见囊性膨出物，通过半透明的囊膜隐约可见膨出的小肠肠管。

（2）巨型脐膨出：在腹部中央可见拳头大小或更大的膨出物，透过囊膜可见膨出内容物除有肠管外，还有肝脏、脾脏、膀胱、生殖腺。囊膜在新生儿出生数小时之内为柔软、光亮半透明状，24 小时后囊膜逐渐变成不透明、混浊、干燥脆弱，直至坏死。如果未及时就医处理，表面可覆有脓苔、硬痂。囊膜可在几天内出现裂缝，引起腹腔感染，大的破裂则可发生内脏脱出。大型脐膨出在生产时可出现囊膜破裂，腹壁外可见脱出的内脏器官及肠管，色泽比较鲜艳、湿润。偶见在宫内已发生囊膜破裂的新生儿，出生时即可见脱出在腹腔外的肠管和脏器，多有水肿、颜色较暗、表面覆盖纤维素。此时需与腹裂患儿鉴别。

 2. 脐膨出什么时候手术为宜?

（1）对于产前诊断为脐膨出的患儿，不主张行宫内修补术，大多数患儿应到期分娩。分娩的方式：巨型脐膨出患儿应采取剖宫产，以免损伤膨出的肝脏；而小型脐膨出除有其他产科的剖宫产指征外，应采用阴道分娩。

（2）患儿出生后根据脐膨出的类型选择合适的手术时机和手术方式：腹壁缺损直径＜5cm，囊肿直径在8cm以内，应在患儿生后检查膨出物囊膜是否完好，用无菌纱布包扎。如囊膜破裂，躯干以及暴露的内脏用干净的保鲜膜或铝箔包裹，要确保暴露的肠管在腹壁开口水平不发生扭转。行胃肠减压、静脉补液等处理，做好各项术前准备，尽早行一期修补术，将脐膨出物还纳入腹腔。腹壁缺损直径＞5cm，囊肿直径大于8cm者，多不能一次性回纳，应行分期整复修补术。

3. 脐膨出术后会影响肚脐眼美观吗？

脐膨出术后由于疤痕组织形成，对脐部的美观有一定的影响。脐膨出患儿的存活率为 70% ～ 95%，其预后取决于是否合并畸形及合并畸形的严重程度，合并危及生命的结构或染色体异常者预后差。如无染色体异常、严重的肺或心脏畸形，绝大多数患儿能够存活并能正常生长发育，除可发生粘连性肠梗阻外，并无其他严重后遗症。

4. 新生儿巨型脐膨出怎样治疗？

新生儿巨型脐膨出治疗方法根据情况分为：分期整复修补术和脐膨出一期胸腹补片修补术。

（1）脐膨出分期整复修补术：是将脐带和脐膨出膜囊一起切除后，将一次性引流袋出口端剪去，套住膨出脏器，再将一次性引流袋开口端边缘缝合于已开大的裂口肌膜边缘上，在尽量还纳脏器的基础上，于一次性引流袋的顶端钳夹，形成人工腹腔，并将人工腹腔悬吊固定。术后可通过悬吊一次性引流袋顶部，利用膨出脏器的自身重量使其回落，术后视呼吸耐受情况，每 12 ～ 24 小时挤压人工腹腔袋内容物一次，逐渐将脱出的脏器慢慢地压回腹腔之内，促使腹腔容积逐渐扩大。

一般 1 周内可将脏器完全送入腹腔，然后再二次手术除去一次性引流袋，缝合腹壁。在此期间需仔细观察一次性引流袋中肠管的情况，以免产生机械性损伤，损伤通常是由于小的缺损挤压大量肠管导致血管受压和肠坏死。

（2）脐膨出一期胸腹补片修补术：是用特殊的胸腹补片材料来扩大腹腔容量，以容纳宝宝腹壁缺损所膨出于体外的脏器。外部裸露的脏器一次性"归位"后，膈肌位置抬高可能会导致呼吸衰竭，下腔静脉回流困难引起水肿。所以术后可能需要在监护室进行呼吸支持、营养支持、内环境支持等治疗。

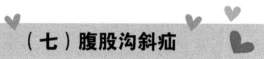

（七）腹股沟斜疝

 ## 1. 什么是"疝气"？

爸爸妈妈们俗称的"疝气"就是腹股沟斜疝，指人体内某个脏器或者组织离开其正常解剖位置，通过先天或后天形成的薄弱点、缺损或孔隙进入另一部位而形成的突出包块。小儿腹股沟斜疝是胚胎期睾

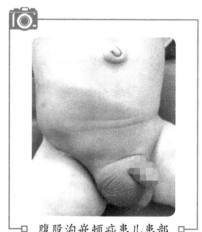

腹股沟嵌顿疝患儿患部

丸下降过程中腹膜鞘状突未能闭塞，导致腹腔内脏器和（或）液体通过此途径来到腹腔外所致的疾病。

 ## 2."疝气"有哪些表现?

"疝气"多数在2岁内发病，一般在生后数月出现，也可在出生后不久即出现。其表现为在腹股沟或阴囊内，出现可复性包块。往往在哭闹、用力排便或其他原因致使腹内压增高时出现，睡眠、安静、平卧时消失，不妨碍活动。疝气未嵌顿时小儿无特殊不适，但是要警惕发生嵌顿。包块如果不能回纳腹腔，宝宝持续哭吵不安，要立即就诊，否则嵌顿的脏器会发生坏死。

 ## 3."疝气"会不会自己长好?

"疝气"有极少数可能自愈，多见于内环口较小者。大多数"疝气"需通过手术治愈。

4. 为什么女宝宝也会有"疝气"？

女宝宝在胚胎期鞘状突随着子宫圆韧带一同穿过腹股沟管进入大阴唇；出生后腹膜鞘状突未关闭，腹腔内脏（子宫及附件等脏器）可通过此途径来到腹腔外而形成腹股沟斜疝。

5. "疝气"为什么会卡住？

各种使腹压增高的因素，如剧烈哭闹、咳嗽、用力排便等都可使腹压突然增高。迫使更多的腹腔脏器扩张疝环而进入疝囊；当腹压暂时减低时，疝环弹性回缩，阻止内容物还纳腹腔而发生嵌顿。这就是俗称疝气被卡，医学术语叫嵌顿疝。

6. "疝气"被卡住有哪些危害？

"疝气"嵌顿时，可引起患儿身体局部疼痛，宝宝哭吵厉害。同时，疼痛反射性可引起腹壁肌肉痉挛，加重嵌顿。进入疝囊的小肠被嵌顿后，血液循环受阻碍。较长时间的嵌顿，疝囊内肠管或肠系膜在手术中常见发绀、水肿或片状出血、肠壁颜色转为深红色等症状，严重者可导致肠管坏死。婴幼儿尤其新生儿期的嵌顿疝中，由于精索受压迫时间长，男患儿可并发睾丸缺血性坏死，女患儿可发生卵巢坏死。一旦疝气嵌顿时，需及时行急诊手术。

 7. "疝气"患儿什么时候做手术比较好？

小儿疝气很少有自愈的可能，一经诊断后均需选择恰当的时机行手术治疗。对于体弱多病、易患上呼吸道感染的小儿，长期咳嗽促使疝气频繁脱出，家长要求手术治疗的心情急切，此时应先治疗原发病，待情况恢复后，在适当的季节再进行手术治疗。患有严重疾病的患儿如发绀型先天性心脏病、营养不良及传染病后全身虚弱等宜暂缓手术，待身体各项机能恢复后再行手术。一般情况良好的患儿则因年龄越小，腹股沟斜疝嵌顿发生率越高，危险性越大，尤其是新生儿，易引起睾丸坏死。因此，理想的手术时间是明确诊断后，如果总是嵌顿应尽早手术；如果包块很容易回纳，可以等宝宝稍大后再做手术。

 8. "疝气"患儿是行微创手术好还是行普通手术好？

"疝气"手术名称叫疝囊高位结扎术，是一种经典的手术方法。微创手术是在腹腔镜直视下于内环口高位缝合结扎疝囊，其优点是直视下直接缝合内环口，不需解剖腹股沟管；可清晰看到精索血管及输精管，避免损伤；可同时探测对侧，一次完成双侧疝囊高位结扎；切口小，缝合术后无明显疤痕，术后恢复快。现在一般都主张采用腹腔镜下微创手术，但是腹股沟嵌顿疝不能行微创手术。

 ### 9. "疝气"患儿做完手术后容易复发吗?

"疝气"患儿无论采取哪种手术方法，都有可能复发，但这种概率非常低，一般为 1% ～ 2.5%。术后患儿应避免剧烈哭闹或活动，避免感冒咳嗽、用力大便等增加腹压的情况，否则可影响其治疗效果，甚至导致复发。

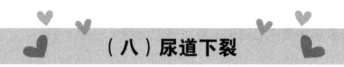

（八）尿道下裂

 ### 1. 新生儿的尿道开口不正常是怎么回事?

新生儿尿道开口不正常可分为尿道上裂及尿道下裂。两者均为先天性阴茎发育畸形，为小儿泌尿系统中常见的先天性畸形。尿道下裂较为常见。男性尿道下裂是因前尿道发育不全，所致尿道口达不到正常位置的阴茎畸形，即开口可出现在正常尿道口近侧至会阴部尿道任何部位，部分病例伴发阴茎下弯。而尿道上裂较尿道下裂复杂，较为少见，常与膀胱外翻

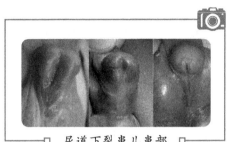

□ 尿道下裂患儿患部 □

并存。男性尿道上裂表现为阴茎头扁平，阴茎体短、向背侧弯曲而上翘，尿道开口于阴茎背侧，自异位尿道口到龟头顶部为被覆黏膜的尿道板。男性尿道上裂依尿道开口的位置及尿失禁情况可分为龟头型、阴茎体型及完全型三种类型。尿道上裂与尿道下裂均需手术治疗，家长们一旦发现新生儿出现此类异常需及时就诊，行手术治疗。

 ## 2. 尿道下裂怎么治疗？

　　所有尿道下裂都需要手术矫治。手术目的是重建尿道、控制排尿，同时行外观生殖器整形。尿道下裂的治疗步骤包括：阴茎下弯矫正、尿道成形术。在手术时机上，不主张在新生儿期进行手术。一般认为6～18月龄为合适的手术时间。目前公认的治愈标准为：阴茎下弯完全矫正；尿道口位于阴茎头正位；阴茎外观满意，包皮无赘肉；患儿可与正常人一样站立排尿，成年后能进行正常性生活。

（九）肛门直肠畸形

 1. 什么是先天性肛门闭锁？

肛门闭锁又称肛门直肠畸形，是胚胎时期肠发育障碍所致的消化道畸形，是小儿肛肠外科的常见病，居先天性消化道畸形的首位。新生儿先天性肛门闭锁的发病率为 1/4000 ～ 1/5000，男女比例大致相等，但以男性稍多。新生儿先天性肛门闭锁常合并其他畸形，约占 41.6%。有些闭锁常伴有瘘管，瘘管与膀胱、尿道或与阴道相通。

肛门直肠畸形的发生是正常胚胎发育期发生障碍的结果。引起肛门直肠发育障碍的原因尚不明确，目前认为直肠肛门畸形是遗传因素和环境因素共同作用的结果，其中有家族病史者占 1% ～ 9%，遗传因素在肛门直肠畸形发病过程中发挥重要作用，其可能为多基因遗传。同时还同其他畸形的发生一样，直肠肛门畸形可能与妊娠期，特别是妊娠早期（4 ～ 12 周）受病毒感染或化学物质、环境及营养等因素影响有关。胚胎期发生发育障碍的时间越早，所致畸形的位置越高，情况越复杂。

病理分型：依据 2005 年德国会议 ARM 国际分类的诊断标准，其根据瘘管不同进行分类，并增加少见畸形，详见下表。

肛门直肠畸形国际诊断分型标准表

主要临床分型	罕见畸形
会阴（皮肤）瘘	
直肠尿道瘘	
前列腺部瘘	球形结肠
尿道球部瘘	直肠闭锁／狭窄
直肠膀胱瘘	直肠阴道瘘
直肠前庭（舟状窝）瘘	"H"瘘
一穴肛（共同管长度＜ 3cm、＞ 3cm）	其他畸形
肛门闭锁（无瘘）	
肛门狭窄	

上述分型中的会阴瘘、直肠前庭瘘和肛门狭窄属于低位畸形；尿道球部瘘、肛门闭锁（无瘘）和多数直肠阴道瘘属于中位畸形；前列腺部瘘和直肠膀胱瘘属于高位畸形。

肛门直肠畸形往往伴发其他畸形，其发生率为 28% ～ 72%。伴发畸形最多见的为泌尿生殖系统畸形；其次为脊柱，特别是骶尾畸形；再次为消化道、心脏以及其他各种畸形。

先天性肛门闭锁患儿一般表现为：

（1）出生后 24 小时无胎便排出、或者仅少量胎粪从尿道口、或者会阴瘘口排出。

（2）腹胀进行性加重，伴随着肠梗阻的进展，可出现呕吐，呕吐物为黄绿色液体，严重者为粪便样物。出现此症状如不及时手术可发生肠穿孔、腹膜炎等并发症。

（3）无瘘管者与闭锁位置较低者，如肛门膜状闭锁在原肛门位置有薄膜覆盖，通过薄膜隐约可见胎便存在，患儿啼哭时隔膜向外膨出。偶有薄膜部分穿破，但破口直径仅有 2 ～ 3mm，排便仍不通畅，排便

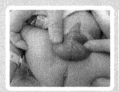 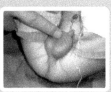 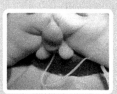 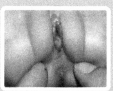

● 直肠肛门畸形（会阴瘘）患儿患部　　● 直肠肛门畸形（无瘘）患儿患部　　● 直肠肛门畸形并阴囊脂肪瘤患儿患部　　● 直肠肛门畸形（直肠前庭瘘）患儿患部

时婴儿哭闹，针刺肛门皮肤可见括约肌收缩。闭锁位置较高者，在原正常肛门位置皮肤略有凹陷，色泽较深，婴儿啼哭时局部无膨出，用手指触摸无冲击感。

（4）有瘘管者，如有直肠会阴瘘，则皮肤凹陷处无肛门，但在会阴部、阴囊根部附近或阴唇后联合之间有细小裂隙，有少量胎粪排出。瘘口外形细小，位于中线。偶有直肠尿道瘘、膀胱瘘，胎粪从尿道排出。直肠尿道瘘的胎粪不与尿液混合，胎粪排出后尿液澄清；直肠膀胱瘘的尿液内混有胎粪，尿液呈绿色，有时混杂气体。直肠前庭瘘，瘘口宽大，瘘管短，生后数月内无排便困难，短期内畸形不易被发现，但因会阴部反复发生红肿，在改变饮食、粪便干结后，大便很难通过瘘管才得以被发现。继发性直肠舟状窝瘘患儿均有正常肛门，多因生后局部感染、化脓、形成脓肿穿破后造成后天性瘘管。直肠阴道瘘患儿有粪便从阴道流出，细小的瘘管造成排便困难，腹部多可触及硬结的粪块，结肠末端有继发性巨结肠。由于粪便通过瘘口排出，缺乏括约肌的控制，粪便经常污染外阴部，伴有泌尿、生殖系统瘘管者容易形成尿道炎、膀胱炎或阴道炎，炎症能引起上行性扩散。家长们需注意：如宝宝出生后 24 小时内未排大便应及时送医院就诊。

2. 先天性肛门闭锁需要马上做手术吗？

肛门直肠畸形的治疗应遵循以下原则来决定手术时间和手术方式：

（1）患儿的发育情况及其对手术的耐受能力。

（2）直肠盲端的位置。

（3）瘘管的开口部位。

（4）合并畸形对患儿身体生长发育的影响。

（5）直肠、肛管的狭窄对排便的影响以及患儿有无肠梗阻、脱水等症状；对于肛门正常位置无开口且无瘘管或瘘管细小、排便不畅者，伴随着肠梗阻症状的进行性加重可出现腹膜炎、肠穿孔等并发症的危险，此类患儿应在出生后禁食，尽早行手术治疗。对伴有较大瘘孔，如直肠前庭瘘或会阴前肛门瘘者，可在生后 3 ～ 6 个月行肛门成形术；对于中、高位肛门直肠畸形者一般在新生儿期先行结肠造口术，2 个月以后再做肛门成形术，3 个月后再行结肠关瘘术。

3. 先天性肛门闭锁怎样治疗?

肛门直肠畸形治疗方法及适应证:

(1)肛门扩张:适用于肛门狭窄患儿。

(2)会阴肛门成形术:适用于会阴瘘、肛门闭锁(低位无瘘)和直肠前庭瘘患儿。一般须在生后1～2天内完成手术,直肠前庭因瘘孔较大,在一段时间内尚能维持正常排便,可于新生儿出生3～6个月以后施行手术。

(3)后矢状入路肛门直肠成形术:适合于直肠尿道瘘、阴道瘘、一穴肛和较高位置无瘘的肛门闭锁患儿。

(4)腹腔镜辅助下骶会阴直肠肛门成形术:适应证与上述相同。

 4. 先天性肛门闭锁术后怎样护理?

先天性无肛是新生儿较常见的消化道畸形,手术部位在肛门处,肛门成形术后的家庭护理在患儿整个康复过程中尤其重要。肛门成形术后的家庭护理要点:

(1)保持宝宝肛门处清洁干燥,排便后应用温开水清洗肛周待干,再用络合碘消毒肛周伤口。

(2)及时清理大便,更换尿裤,宜选择透气、吸水性强的一次性尿裤或棉尿布。必要时可以暴露臀部,垫一次性尿巾,有大便及时清理,保持肛周皮肤清洁干燥。此方法适合白天，有专人守着护理，室内温度适宜，防止受凉。

（3）如肛周皮肤出现感染时，可用1∶5000高锰酸钾溶液坐浴，每天2次，每次15～20分钟。注意观察肛门直肠黏膜的颜色有无发黑、有无渗血、有无直肠黏膜的脱垂及外翻。

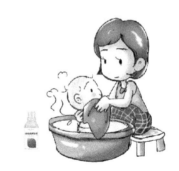

● 患儿肛周皮肤出现感染时，可用1∶5000高锰酸钾溶液坐浴

（4）护理宝宝肛门时轻轻提起宝宝的双腿，更换尿裤或行肛周皮肤护理时不可单腿提起宝宝，不可用力掰开肛周伤口，防止伤口裂开。

（5）定期门诊复查，术后2周回医院复诊，以后每2个月复查一次。

（6）肛门成形术后常见并发症——肛门狭窄：肛门成形术后因切口瘢痕挛缩，可导致肛门不同程度狭窄，宝宝出院后应在医师指导下定期以扩肛器扩张肛门口。一般术后2周开始，来专家门诊复查，在医师指导下按时扩肛。

（7）并发症的观察与护理：

①伤口感染：由大便刺激，污染伤口所致。需加强肛周护理，及时清理大便，暴露肛门，使用一次尿巾，专人护理。清洁肛周皮肤后可涂伤口保护剂。如患儿出现发热、肛周红肿、有黄色脓性分泌物时应及时就诊。

②肛门狭窄：由术后感染、直肠回缩，可使肛门瘢痕愈合，又未及时扩肛所致，此时大便呈线条状。轻者需扩肛，重者需要切开环状狭窄。因此行肛门成形术后，扩肛尤其重要。

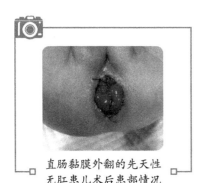
直肠黏膜外翻的先天性
无肛患儿术后患部情况

③直肠黏膜外翻：患儿排便或哭闹时出现直肠黏膜外翻，一旦出现可用温水坐浴，促进瘢痕软化，多数能随着肛门功能的恢复而自愈，若外翻较多，经保守治疗未见好转的，可手术治疗修复。

④便秘：便秘是肛门直肠畸形术后最为常见的问题，发生率超过肛门失禁。尤其是低位畸形的患儿，肛门狭窄，直肠、乙状结肠扩张，肛提肌发育不良，盆底肌不协调等可能是术后便秘的原因。对肛门狭窄导致的便秘可行肛门成形术，直肠、乙状结肠扩张导致的便秘可采取肠道管理，如饮食调节、服用缓泻剂、灌肠等，便秘严重者需切除扩张的直肠和乙状结肠。5 岁以上患儿盆底肌不协调导致的出口梗阻型便秘可考虑生物反馈治疗。

⑤污粪、大便失禁：污粪是肛门成形术后常见的手术并发症，多数学者认为污粪的程度较大便失禁轻，而所有大便失禁都伴有不同程度的不自主排便造成的污粪。术后大便失禁的原因除手术外，也有高位肛门直肠畸形本身的病理改变因素，肛门括约肌及耻骨直肠肌的障碍、支配肛周控制排便功能的肌肉脊髓节段及其神经异常也会引起大便失禁。坚持扩肛及肛门的康复训练，术后精心进行肛周护理以降低术后切口感染率能够降低肛门直肠畸形术后患儿大便失禁的发生率。

5. 为什么肛门闭锁术后需要扩肛？

肛门直肠畸形手术治疗后排便功能障碍（便秘、便失禁）是最常见、严重影响患儿生活质量的并发症。术后感染、直肠回缩，会使肛门瘢痕愈合、括约肌纤维化形成肛门狭窄，所以肛门成形术后需要常规扩张肛门。扩肛一般从术后 2 周

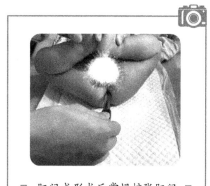

肛门成形术后常规扩张肛门

开始，高位无肛者需坚持 1 年，低位无肛、无肛前庭瘘者至少需要 6 ～ 8 个月，在医师或专科护士指导下进行扩肛。

扩肛时使用的扩肛器械需从最小的型号开始，逐渐增大型号。方法：每日一次，共进出 3 ～ 4 次，扩肛器保持在肛门内共 5 ～ 10 分钟，深度以扩肛器刻度线进入肛门口为宜，高位无肛患儿扩肛时，刻度线需进入肛门口 1 ～ 2cm。通常情况下，8、9、10 号扩肛器每根使用 2 周，11、12、13 号扩肛器每根使用 1 个月，14、15 号扩肛器每根使用 2 个月。门诊每 2 月复诊一次。术后家长帮助宝宝养成良好排便习惯，训练其定时排便，每次力求排干净。行肛门闭锁术的患儿应定期复查，不适随诊。

6. 为什么行先天性肛门闭锁术后需要长期随访?

肛门闭锁术后易发生肛门便秘、肛门狭窄、瘘管复发、黏膜脱垂、便秘等并发症,而排便功能障碍(便秘、便失禁)是最常见、严重影响患儿生活质量的并发症。肛门直肠畸形的位置越高,术后排便功能障碍的发生率越高,程度越严重,并会对患儿的身心发育产生影响。坚持长期随访,定期进行肛门功能检测,评估患儿排便功能障碍的程度和改善情况,对术后扩肛和肛门护理等后续治疗措施能得到正确指导至关重要。根据患儿排便功能障碍的病理类型和生活质量情况,进行针对性治疗和康复;对患儿出现的社会和心理问题,需取得家长、学校和社会的配合,进行必要的心理咨询和治疗,以此来提高其排便控制能力和远期生活质量。

7. 什么是肠造瘘手术?

小儿肠造瘘术是小儿外科常见的手术,原发疾病通常十分危重,根据病情需要先行肠造瘘术来抢救生命,在 3 ~ 6 月之后再择期行二期手术。对于先天肛门直肠畸形等消化道畸形、坏死性小肠结肠炎、肠穿孔坏死、腹腔严重感染等手术条件差、病情复杂危重的患儿,都需行暂时性肠造瘘术。肠造瘘手术是指将肠管通过腹壁而开口于体外,将肠管的一端或两端引出到体表以形成一个开口,或者形成一个袢,

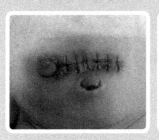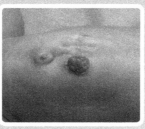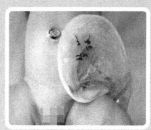

●小儿肠造瘘患儿术后　　　　　　　●小儿肠造瘘的造瘘袋

用于排泄粪便、减轻肠梗阻、保护远端肠道口的吻合或损伤，从而起到减压、营养供给、肠道内容物转流等作用。

　　新生儿肠造瘘术可分为小肠造瘘术和结肠造瘘术。小肠造瘘术因造瘘口的位置不同，可以分为十二指肠造瘘术、空肠造瘘术、回肠造瘘术。而结肠造瘘术可分为升结肠造瘘术、横结肠造瘘术、降结肠造瘘术和乙状结肠造瘘术，其中以乙状结肠造瘘术和回肠造瘘术最为常用。新生儿肠造瘘手术的原因很多，包括先天性肛门直肠畸形、先天性巨结肠、新生儿坏死性小肠结肠炎、胎粪塞、先天性肠闭锁、肠坏死、肠穿孔等。

 8. 肠造瘘术后怎样护理?

　　（1）观察和认识造口：造口外露肠管应当是红色、湿润、有光泽的，如同口腔黏膜。同时造口应该是软的，通常是圆的，突出于皮肤表面，轻轻触碰造口不会有疼痛。由于肠道有很多血管，所以造口的颜色是红的。当造口因接触或者摩擦有少许出血是正常的，术后早期造口是肿胀的，接下来的6～8周，随着肿胀的消失，造口逐渐变小并改变形状。

（2）新生儿肠造口的评估：首先，应注意患儿啼哭时，造口颜色可能会转为暗红色或淡白色，但当患儿停止啼哭时，造口黏膜的颜色会立即恢复正常的鲜红色。若颜色持续为暗红色、紫红色或持续发白，肠管外露部分明显增长（安静后不可自行恢复）时需到医院就诊。其次，注意观察造瘘口排出粪便的颜色、性状及量，如出现大量黄稀水样便或白稀水样便，宝宝有发热、精神不好、拒奶、呕吐、腹胀、尿量减少等表现需及时来院就诊。最后，观察宝宝造瘘口周围皮肤是否完好。

（3）造口用品的选择：新生儿皮肤娇嫩，渗透性较强，因此吸收能力也较强；因新生儿身体表质层较薄，表皮及真皮的黏附性较低，容易受损等因素，应尽量减少使用化学性强及含药性的皮肤用品，使用小儿专用造口护理用品。小儿造口护理用品包括小儿造口袋、防漏膏、造瘘口液体敷料、皮肤保护膜、造口护肤粉、水胶体敷料等。由于新生儿体积小，故多采用一件式造口袋，方便护理。

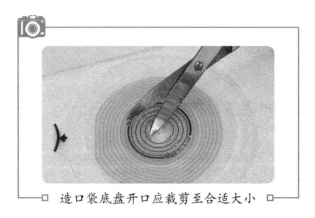

造口袋底盘开口应裁剪至合适大小

新生儿肠造瘘口用于粪便排泄、肠道减压等，以促进肠道疾病的痊愈。家长对造瘘口进行有效的护理对宝宝疾病的康复起着重要作用。正确有效的新生儿造瘘口护理方法如下：

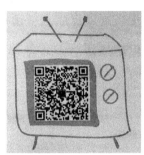

●扫一扫，观看更换造口袋操作视频

（1）备齐造瘘口护理用物：在更换造瘘口袋前准备好吸湿纸巾或消毒干毛巾、专用造口袋、造瘘口护肤粉、造瘘口液体敷料、防漏膏、皮肤保护膜、专用剪刀、棉签等。

（2）更换造口袋的步骤：一般新生儿的一件式造口袋2～3天更换一次，有外渗时随时更换。更换造口袋的步骤如下：

①轻柔撕下造口袋。

②用温水清洗造瘘口旁皮肤，用吸湿纸巾或消毒干毛巾擦干。

③观察造瘘口处肠管颜色，正常为鲜红色，造瘘口周围皮肤是否完整。如伤口未完全愈合时可用络合碘消毒伤口待干。

④将造瘘口护肤粉洒在造瘘口周围，避免洒在造瘘口上，吸收片刻，用棉签把多余护肤粉去除。

⑤喷造瘘口液体敷料。有造瘘口肠管回缩者可涂防漏膏于造瘘口外围。

⑥测量造瘘口大小（造瘘袋盒中有专业测量标尺），用消毒剪刀（可用酒精消毒）在造瘘袋上剪出大小合适的造瘘口孔（大于造瘘口1～2mm）。

⑦将造瘘袋后面的塑料纸撕去，以造瘘口为中心由下而上贴于造

瘘口周围皮肤上，造瘘袋开口朝身体外，轻压 20 秒，使造瘘袋很好地贴附于皮肤上。贴造瘘袋之前，造口周围皮肤必须干燥、无异物，否则袋子会贴不稳。

⑧用封条贴于造瘘袋上封口。

造口并发症：

①造口皮炎：造口周围皮肤出现皮疹或皮肤破损，一般是由于造口用品使用不正确导致排泄物由造口流出而刺激皮肤所致。可将造瘘口敞开，专人守护护理，及时清理大便，保持皮肤清洁干燥。因此，应在皮肤破溃处均匀涂抹造口护肤粉，并喷上造口专用液体敷料，或到医院造口门诊接受造口护理指导，使用水胶体敷料等造口护理用品。

②造口出血：如果发现造口表面出血，应避免刺激造口，用清洁棉球轻轻按压造口渗血处，出血就会停止，如果仍然出血不止，应立即就诊。

③造口脱垂：导致原因有腹压太大、剧烈哭闹、营养不良、皮下脂肪缺乏等。患儿哭吵、腹压增大时肠管有少量脱出，一般安静后可自行复位。但如果出现安静状态时肠管脱出仍不能回纳，需取下造口袋，密切观察造口黏膜颜色的改变，同时立即到医院就诊。出现造口黏膜

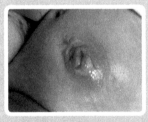
●造口回缩

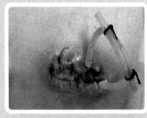
●造口回缩并伤口裂开

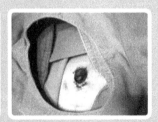
●造口肠管坏死

颜色发黑发紫时，要用生理盐水纱布盖住，立即到医院就诊。

④造口回缩：有些造口患儿会出现造口凹陷于皮肤表面或低于表面而形成造口回缩，一般是由于术后造口坏死与皮肤分离、造口缝线过早脱落、术后伤口瘢痕形成、体重增加等。因此，要加强造口周边皮肤保护，如使用保护膜或水胶体敷料、应用防漏膏垫高造口边缘等。此外，还应注意术后婴儿体重不宜增长过快。

⑤皮肤造口黏膜分离：由于造口黏膜缝线处的组织愈合不良，使皮肤与造口分离，形成开放性伤口。导致原因有：造口黏膜缝线太紧，张力过大；伤口感染；营养不良等，可用生理盐水棉球清洗伤口及造口皮肤。皮肤黏膜分离处可以填充造口粉或藻酸盐敷料，感染者可以填充含银敷料，以水胶体敷料外敷后涂上防漏膏，粘贴造口袋。每天换药一次，渗漏后及时更换。

⑥造口狭窄：是指术后部分患儿出现外观皮肤开口缩小看不见黏膜，或者外观正常，但指诊时造口呈现紧缩或狭窄。此症表现为：粪便流出形状细、不成形；排便困难，腹胀，常有便秘现象。

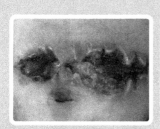
●造口旁伤口感染

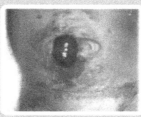
●造口用品使用不正确会导致造口皮炎

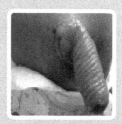
● 造口肠管脱出患儿应立即到医院就诊

9. 肠造瘘术后什么时候可以关瘘?

因造瘘口并发症较多,护理困难以及家庭社会心理压力等原因,家长总期望尽早行关瘘手术以恢复患儿正常生活,而且尽早关瘘也有助于减少并发症发生。通常认为在理想条件下关瘘术的时机为造瘘术后3个月左右较为合适。这样既能够有足够的时间让患儿恢复,又不至于由于关瘘时间间隔过长导致并发症的发生。但应具体考虑每个患儿的实际情况,机械地选择间隔3个月为关瘘时间并不适合每个造瘘患儿,需根据原发病情况、造瘘部位、造瘘原因和并发症情况及远端肠管行钡灌肠检查钡剂排空的情况等各方面综合考虑、灵活处理,制定个体化的治疗方案实行关瘘手术。因此做好定期复查尤其重要。

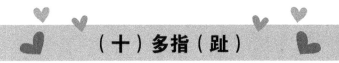

(十)多指(趾)

1. 多长了手指(脚趾)、并指(趾)怎么办?

小儿手指畸形是小儿常见的畸形之一。主要包括:多指(趾)、并指(趾)以及其他少见的如扳机指、手指缺如、发育不良、巨指症、环状缩窄等。多指(趾)畸形是最多见的先天性手畸形,表现为一个或多个指全部或部分重复性。多指（趾）畸形可发生于肢体轴前（桡侧）和轴后（尺侧）。根据多指发生的部位可分为桡侧（轴前）多指（趾）、尺侧（轴后）多指（趾）和中央型多指（趾）。先天性并指（趾）是指相邻手指的软组织或骨（或两者同时）发生病理性融合，通常是由于正常手指分化和指蹼间隙形成不良引起。根据异常组织自指蹼连续到指尖的长度并指可分为完全性并指和部分性并指。仅有皮肤软组织相连的称为单纯性并指；骨性相连的称为复合性并指，通常为远节指骨粗隆水平的骨融合，可表现为甲融合。

多指（趾）和并指（趾）的病因一般认为是由环境因素和遗传因素综合所致，而遗传因素为主要原因。

多指（趾）和并指（趾）严重者影响手、足部外观和功能。除了生理上的影响外，患儿往往还有心理上的阴影，常常会影响到孩子的心理发育、学习和社会生活，甚至影响到以后的就业、工作和婚姻，对外观及行走功能也影响较大。多指（趾）和并指（趾）均需要手术治疗，恢复手功能、改善手的外形为手术目的。

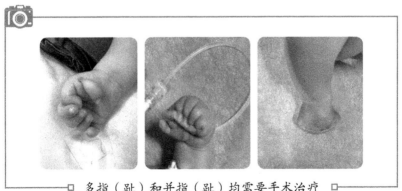

多指（趾）和并指（趾）均需要手术治疗

2. 多指（趾）、并指（趾）患儿什么时候做手术合适?

此症患儿在明确诊断后，均需手术治疗。多指手术时间多安排在患儿 1 岁左右，在患儿开始发展拇、食指对捏动作前进行。并指手术一般在患儿生后 18 个月左右，但如果出现骨性偏斜或畸形进行性加重，可提前手术治疗。多指（趾）、并指（趾）患儿需在学龄前完成所有外科手术的治疗，多指（趾）和并指（趾）须分次手术。同一手指两侧手术时间间隔 3 个月以上。

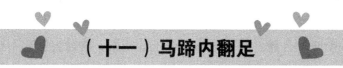

（十一）马蹄内翻足

 1. 什么是先天性马蹄内翻足?

先天性马蹄内翻足是畸形足中最多见的疾病，单侧或双侧发病，双侧多见，通常男孩居多。马蹄内翻足可单独存在，也可伴有其他畸形，如神经管的缺陷、泌尿和消化系统的畸形以及其他肌肉骨骼的畸形。马蹄内翻足若未经及时治疗，可发展为严重的残疾。

先天性马蹄内翻足畸形的特点为：马蹄样下垂；足内翻；足前部内收、跖屈；学龄期以后的患儿多有胫骨内旋。通常足下垂合并跟腱挛缩，而足前部跖屈常合并有跖筋膜挛缩和高弓足畸形。

　　患儿在出生后新生儿期即表现为不同程度的马蹄内翻畸形，即足下垂、前足内收、内翻，单侧者常较轻。婴儿期内多为松弛型，畸形轻，轻轻用手指扳正可恢复至正常位置，但释手后畸形又出现，纠正内翻的阻力多来自胫前肌及胫后肌。骨骼无畸形变，只是因为胎位不正致足背及外踝部软组织拉长。幼儿期患儿走路推迟，因患足在畸形状态下行走，骨骼随着负重和长期畸形位，而逐渐发生骨骼发育障碍和畸形变。多用足尖或足外缘着地行走，严重者用足背外侧着地行走，步态不稳，外踝比内踝突出，负重处出现胼胝和滑囊，此时为僵硬型，骨骼变形，步履艰难。患足的肌肉发育较差，患侧小腿细瘦且有不同程度的内旋，但皮肤感觉正常，也无病理反射出现。患儿年龄愈大，负重时间愈长，畸形愈严重，手术愈复杂、疗效愈差。

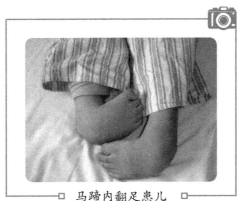

　　马蹄内翻足患儿

2. 先天性马蹄内翻足怎样治疗?

先天性马蹄内翻治疗目的是矫正畸形,保留其活动度和肌力,恢复足的正常负重区,使患儿能正常负重行走;改善外观。应避免和减少复杂性手术。但是先天性马蹄内翻足不可能完全矫正,与正常足相比,可能会有轻微的僵硬、短小或畸形。马蹄内翻足治疗愈早,治疗方法愈简单,疗效愈好,因此,应在患儿出生后即开始治疗,大多可获得满意结果,如不及时治疗,则终身残疾,影响生活和工作。先天性马蹄内翻足治疗的方法包括非手术疗法和手术疗法。绝大部分学者主张非手术治疗,非手术治疗不仅可以减少手术并发症,还可以避免手术带来的瘢痕问题;非手术治疗越早,成功率越高。

非手术治疗方法包括:

(1)手法扳正:新生儿期开始进行,每天对新生儿足部进行按摩矫正,刺激足部周围肌肉,特别是腓骨肌,在被动矫正下逐渐复位。

(2)Ponseti 技术:其原则包括患足的牵拉、矫形及石膏固定。5～7天更换石膏一次,每次牵拉韧带和矫形要持续1～3分钟。石膏固定要从脚趾到大腿中上 1/3,膝关节屈曲90°。通常需要更换5～6次石膏,第一次石膏要矫正中足的高弓畸形,使得前足相对于后足处于旋后位,技术要点为抬高第一跖骨。对于严重僵硬而导致非手术治疗残留畸形或治疗后复发非马蹄内翻足者,在1岁之前需手术治疗。

手术治疗方法如下:

(1)单纯软组织手术:如跖筋膜切断术、足内侧软组织松解术等。

（2）软组织合并骨性手术：如足二关节或三关节融合术，但 13 岁以下儿童不宜做骨手术，以免损伤骨骺，影响发育。骨手术适用于非手术治疗不满意，或畸形复发，或年龄大、畸形重的患儿。

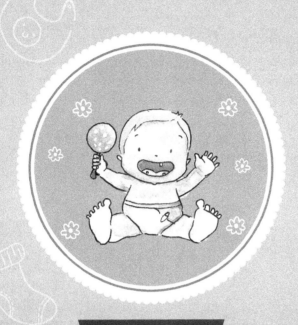

第六部分

从表及里看先天异常

新生儿常见先天异常百问

1. 什么是先天性心脏病?

先天性心脏病是胎儿时期心脏血管发育异常而致心血管的畸形，是小儿最常见的心脏病，常见的影响因素有：

（1）遗传因素（内在因素）：如单基因突变等。

（2）环境因素（外界因素）：孕早期风疹病毒感染、柯萨奇病毒感染，孕妇摄入锂盐、患糖尿病、酗酒、遭受过量辐射、服用药物（黄体酮、苯丙胺），高龄孕妇（接近绝经期），高原地区生活等。随着医疗水平的发展，许多常见的先天性心脏病，大多数可以得到根治。部分新生儿时期的复杂畸形，亦可及时确诊，及早行手术治疗。

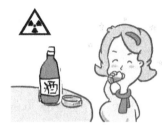

●孕妇酗酒、遭受过量辐射等都可导致胎儿患先天性心脏病

虽然引起先天性心脏病的病因尚未完全明确，但加强孕妇的孕期保健，特别是

在妊娠早期积极预防风疹、流感等病毒性疾病和避免与发病有关的高危因素接触，适量补充叶酸，慎用药物，对预防新生儿先天性心脏病具有积极意义。同时孕早中期可通过胎儿超声心动图及染色体、基因诊断等技术对先天性心脏病进行早期诊断和干预。

先天性心脏病根据左右心腔或大血管间有无直接分流和临床有无青紫，可分为3类：

（1）左向右分流型（潜伏青紫型）：在左、右心之间或主动脉与肺动脉之间有异常通路，正常情况下，由于体循环压力高于肺循环，所以血液从左向右分流而不出现青紫。当屏气、剧烈哭吵或其他病理情况致肺动脉和右心室压力增高并超过左心压力时，使氧含量低的血液自右向左分流而出现暂时性青紫。常见的有室间隔缺损、房间隔缺损、动脉导管未闭等。

（2）右向左分流型（青紫型）：为先天性心脏病中最严重的一组。由于畸形的存在，致右心压力增高并超过左心而使血液从右向左分流；或大动脉起源异常时，大量回心血量进入体循环，引起全身性持续性青紫。常见的有法洛四联症和大动脉错位等。

（3）无分流型（无青紫型）：在心脏左右两侧或动、静脉之间没有异常分流或交通存在，故无青紫现象，只在发生心衰时才出现青紫，如主动脉缩窄和肺动脉狭窄等。

先天性心脏病常见的表现为：发绀、心力衰竭、气促、心脏杂音及心律失常。其中发绀最为常见，多为中央型发绀。

2. 先天性心脏病患儿什么时候做手术好?

先天性心脏病患儿何时手术应根据病情决定。不同种类的先天性心脏病有不同的手术适应证,手术者年龄要求也不一样。最常见的先天性心脏病:房室间隔缺损、动脉导管未闭,若缺损大且伴有心衰,反复出现肺部感染甚至影响生长发育的最好在生后六个月内行手术治疗;大动脉错位、完全性肺静脉异位引流、重症主动脉缩窄、主动脉弓离断及左心发育不良综合征等症患儿需在新生儿期行急诊手术;中小型缺损者宜在学龄前予以手术修补,如病情不是很严重的法洛四联症者可以在六个月到一岁左右行手术修补,手术效果较好。

 3. 卵圆孔未闭者要不要做手术?

单纯的卵圆孔未闭对心功能影响微弱,不需要手术。只有在卵圆孔未闭的直径达 5mm 以上,成年人有不明原因的脑梗塞、短暂性脑缺血发作、偏头痛病史、反复出现下肢静脉血栓、心脏彩超提示卵圆孔有中到大的右向左分流同时合并心脏其他畸形等情况时,需行介入封堵的微创手术。

（二）消化道异常

 什么是先天性消化道畸形？

先天性消化道畸形是外科常见的畸形之一。该病的形成多在胎儿期，多于胎儿期 4 ～ 8 周时因某种原因引起消化管的发生、发育障碍而造成。有学者认为，大多数新生儿出生缺陷是遗传因素和环境因素相互作用的结果，这两种因素加上一些不明原因可占出生缺陷的 65％。特别是感染因子在胚胎的早期作用、围生期 TORCH 感染造成的畸形对新生儿影响巨大。

临床常将十二指肠屈氏韧带作为上、下消化道的解剖性结构分界，呕吐为消化道梗阻的特征性表现，此外还表现为：腹胀、排便异常等。因此，可根据患儿出现症状的时间、呕吐物性质及呕吐频率与内科疾病鉴别，如羊水咽下综合征、新生儿坏死性小肠结肠炎等，在给予患儿禁食、胃肠减压处理后，大致可判断有无先天性消化道畸形存在，以便有针对性地做进一步处理。

（1）上消化道梗阻典型疾病：主要包括先天性食管闭锁、先天性肥厚性幽门狭窄、十二指肠梗阻。上消化道梗阻位置高，因此呕吐症状出现早，因肠内容物下行受阻，使得腹部平坦、无腹胀或仅上腹部膨隆，患儿出生后会有正常大便排出。

（2）下消化道梗阻性疾病：如先天性肠闭锁、先天性巨结肠、肛门直肠畸形等，多伴有胎便异常。因靠近远端肠道梗阻致使肠管内聚集较多的内容物无法排出，肠管积气扩张，所以，下消化道梗阻性疾病以腹胀为特征性表现，随后出现胆汁性呕吐，即呕吐物为绿色液体。

上、下消化道梗阻呕吐后引起的电解质紊乱所占比例最高，其次为营养不良，与病程时间长短有关。绝大部分先天性消化道畸形均能通过外科手术得到很好的救治，预后良好。

☀ 肥厚性幽门狭窄 ☀

 1. 什么是肥厚性幽门狭窄?

肥厚性幽门狭窄是婴儿期常见的消化道畸形，其主要特征为幽门环肌层肥厚、幽门管狭窄和胃排空延迟，常常出生后几个月内即需手术治疗。胃上部为贲门下部为幽门，贲门是食管和胃的连接处，幽门是胃和十二指肠的连接处，肥厚性幽门狭窄其病理特点为幽门环肌纤维的增生、肥厚、排列紊乱，导致胃流出道梗阻，使胃内容物不能顺利进入小肠，从而导致吃奶后剧烈呕吐。目前常认为肥厚性幽门狭窄的形成与基因、环境和机械性因素有关。

肥厚性幽门狭窄主要表现为生后 2～4 周开始出现呕吐，开始为溢乳，之后呕吐逐渐加

● 吃奶后剧烈呕吐是肥厚性幽门狭窄症患儿常见症状

重，呈喷射状，几乎每次喂奶后半小时左右出现呕吐，自口鼻涌出。呕吐物为黏液或带凝块状奶汁，不含胆汁，少数患儿因呕吐频繁使胃黏膜毛细血管破裂出血，呕吐物为含咖啡样或带血物质。吐后患儿求食欲强烈，想继续进食。伴有不同程度的体重增长缓慢、体重不增、体重下降等。肥厚性幽门狭窄患儿右上腹部可扪及橄榄样包块。还可见约 2% 患儿出现黄疸，多数以非结合胆红素升高为主。

2. 肥厚性幽门狭窄怎么治疗？

幽门环肌切开术为治愈肥厚性幽门狭窄的最佳方法，一旦诊断明确后应积极做好术前准备，尽早行手术治疗。治疗的目的主要是纠正脱水、电解质紊乱和营养不良。腹腔镜下幽门环肌切开术为标准的手术，其操作简单，效果佳，术后胃肠功能恢复快，术后近远期预后良好。

3. 肥厚性幽门狭窄术后怎样护理？

（1）手术当日患儿应禁食，经鼻留置胃管；术后第一天在医生评估下拔除胃管后可喂少量温开水或糖水，无呕吐后，改母乳或配方奶喂养，注意由少到多逐渐加奶。

（2）每次吃奶不可过急过快，否则易引起呕吐及消化不良。

（3）喂奶后，患儿应处于半卧位，或将患儿竖抱起，将头部靠于家长肩膀，家长手握空心掌，从下往上避开脊柱轻拍患儿背部5～10分钟，以此驱除胃内聚集气体。

（4）由于术后幽门梗阻导致幽门黏膜水肿，水肿减轻或消失需要一周左右。患儿吃奶后仍有轻微呕吐是常有的现象，不必担心，一般一周后逐渐消失。若呕吐无明显减轻，经再次禁食后仍无好转者，需考虑可能仍存在幽门梗阻，应及时就诊复查。

（5）合理喂养，少量多餐，如无呕吐等不适，再逐渐增加奶量，缓慢加至正常量。根据宝宝月龄及时添加钙、鱼肝油、米粉、菜泥等辅食。

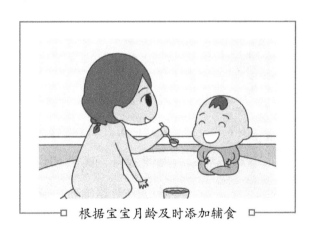

根据宝宝月龄及时添加辅食

☀ 先天性巨结肠 ☀

1. 什么是先天性巨结肠?

　　先天性巨结肠又称肠道无神经节细胞症,由于结肠缺乏神经节细胞导致肠管持续痉挛,粪便瘀堵于近端结肠,导致近端结肠肥厚扩张,是小儿常见的先天性肠道疾病之一,该病发病率为 1/5000,男女比例为 4：1,居先天性消化道畸形疾病第 2 位。先天性巨结肠症状主要表现为顽固性的便秘、呕吐、腹胀、新生儿出生后 24 ～ 48 小时无胎便排出或胎便排空延迟。其典型的表现为行肛门直肠指检时,当手指从肛管拔出,常有气体及稀便呈爆破性排出。

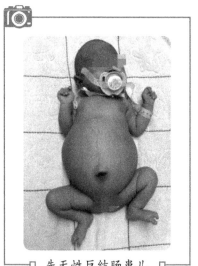

先天性巨结肠患儿

　　当先天性巨结肠患儿出现腹泻、发热、腹胀加重、大便腥臭时需考虑为小肠结肠炎,当存在严重小肠结肠炎,且患儿出现频繁呕吐、水样腹泻、大便腥臭、高热和病情突然恶化时,需立即就诊治疗,否则可继续进展,导致呼吸困难、衰竭,危及生命。

2. 先天性巨结肠患儿要等大一点才能做手术吗?

外科手术是治疗先天性巨结肠的唯一方法,腹腔镜辅助下经肛门行巨结肠根治术,伤口小,术后恢复好。先天性巨结肠患儿年龄跨度较大,为1个月大婴儿～青春期少年。出生1个月以内患儿主张保守治疗,辅助排便,改善腹胀和营养状况,定期复查。目前巨结肠根治术的原则是:只要诊断明确,患儿全身情况良好,不论年龄大小,做好肠道准备后均可以手术。对于就诊较早、症状典型、年龄较小的患儿,诊断明确,可在并发营养不良和小肠结肠炎之前手术,效果良好。相反,如果患儿全身情况差,肠管扩张严重,合并小肠结肠炎或全身感染,即使年龄较大,也不急于行根治术。而是先保守治疗,改善患儿全身条件,甚至先行肠造瘘手术。

对于诊断尚不明确的新生儿、症状轻或者暂时无法耐受手术者,可以先行非手术治疗,每日定时扩肛,使用开塞露辅助排便,控制饮食,必要时行结肠灌洗等,并密切观察患儿病情变化,如腹胀是否缓解、体重有无增长,注意定期复查。如果患儿在家里通过上述措施腹胀仍不能缓解、体重不增则应住院择期行手术治疗。

如果患儿发生急性的肠梗阻、肠穿孔伴有严重的小肠结肠炎或新生儿期全结肠

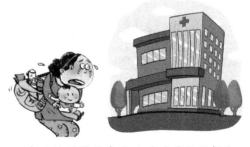

●先天性巨结肠患儿必要时要住院择期行手术治疗

无神经节细胞症可先行结肠造瘘术，然后控制感染，加强支持治疗并给予全静脉营养，待一般情况好转后再行根治手术。

 3. 先天性巨结肠患儿可以行微创手术吗？

先天性巨结肠患儿可以在腹腔镜下行巨结肠根治微创手术。微创手术可以降低手术创伤，缩短肠蠕动恢复时间，使患儿早期恢复进食、减少住院时间、伤口更加美观，也大幅度减少了开腹手术的并发症。此外，微创手术后便秘复发的概率较开腹手术要低。但是也有一部分患儿术中肠管情况特殊也需要中转开腹手术。

 4. 先天性巨结肠术前为什么要洗肠？

先天性巨结肠是由于直肠或结肠远端的肠管持续痉挛，粪便瘀滞在近端结肠，使该段肠管肥厚、扩张。由于病变肠管经常处于痉挛状态，形成了功能性肠梗阻，粪便通过困难。术前洗肠的目的是：

（1）清除肠腔内积存的粪便，来改善近端肠管的炎症，使扩张肥厚的肠管得以恢复，减少毒素在体内的存留时间。

（2）排出粪便，缓解腹胀，患儿腹胀缓解后食欲会增加，改善营养状况。

（3）患儿行肠道手术时，洗肠可以保持肠道清洁，改善肠道内微生态环境，减少术中污染，对于防止术后肌鞘内感染、改善预后起到至关重要的作用。所以完善术前肠道准备是手术成功的关键。

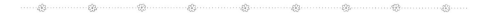

 5. 先天性巨结肠患儿保守治疗后怎么护理?

（1）衣着护理：患儿体质弱，容易感冒着凉，应选择棉质衣料，衣着厚薄合适，不宜过冷或过热。

（2）饮食：1～6个月的婴儿采取纯母乳喂养或配方奶喂养，无须添加辅食。对于反复腹胀、腹泻等喂养不耐受的患儿可遵医嘱使用深度水解蛋白奶粉。

（3）病情观察

①正常新生儿几乎全部在生后24小时内排出第1次胎粪，2～3天内排尽。巨结肠患儿由于胎粪不能通过狭窄的肠道，生后不排胎粪或胎粪开始排出时间均推迟，超过36～48小时，随之出现呕吐、拒奶、腹胀等症状。灌肠或服用泻药后，可伴有较多的气体和粪便排出，腹胀随即减轻，但过后便秘又复如初。部分患儿还伴有肠炎，便秘过后又会腹泻。

②病变肠段短、症状轻的小儿早期不易被家长发现异常，但随着年龄增长，小儿会出现营养不良、发育迟缓、长期腹胀便秘，可使患儿食欲下降，影响了营养的吸收。粪便淤积使结肠肥厚扩张，腹部可

出现宽大肠型,有时可触及充满粪便的肠袢及粪石。如果宝宝经常便秘、腹部隆起、营养不良,还经常感冒,就要及时带宝宝到医院行直肠检查、直肠内压测定、腹部X线检查及钡灌肠以确定诊断。

（4）症状护理

①便秘、腹胀的护理：借助药物：如果宝宝已经便秘3天以上了,妈妈可以使用药物来帮助宝宝解决便秘苦恼,小婴儿不建议吃泻药,但可用开塞露栓剂插入孩子的肛门内,让药液在肠子里保留一段时间后再让孩子排便,宝宝的粪便很快会轻松地排出来。但值得提醒的是：婴幼儿的胃肠功能发育还不太完善,最好不要长期使用药物来通便。明确诊断后应早期行根治手术,而不是依靠缓泻剂排便。

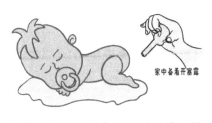

● 便秘三天以上新生儿可借助药物排便

②灌肠：结肠灌洗是先天性巨结肠症患儿非手术治疗的重要措施,也是术前肠道准备的重要环节。此操作是由专业的医务人员完成,或在医务人员的指导下完成。在手术之前,每天用等渗盐水进行结肠灌洗1～2次。通过结肠灌洗可以解除腹胀,减轻肠壁炎症和水肿。由于结肠灌洗时间长,患儿抵抗力低,稍受寒冷刺激易感冒,故在行结肠灌洗时要注意保暖。

③定时按摩：在每天早上吃奶后30分钟时,妈妈可以用手掌在孩子的脐部按顺时针方向轻轻推揉按摩15分钟左右,帮助孩子的肠管蠕动,促使肠胃对食物的消化,对改善宝宝便秘会起到很好的效果。

④养成定时排便习惯：3个月以上的宝宝可在清晨或吃奶后排便，并通过训练，养成定时排便的习惯。

⑤环境：注意保暖，选择通风、采光好的居室，保持空气清新、环境整洁舒适。

⑥保持患儿皮肤清洁，尤其要注意保持臀部皮肤清洁干燥，勤换尿布。

6. 先天性巨结肠术后怎么护理?

（1）营养支持：多数先天性巨结肠患儿术前营养状况较差，加上手术的打击和术后的禁食，体重一般会落后于同龄儿。因此，术后应加强患儿营养，给予母乳、配方奶或特殊医学奶粉喂养，若无腹胀、呕吐、排便不好等不良反应，可少量多餐缓慢加奶，逐渐过渡到正常奶量。

（2）做好肛周护理：患儿术后早期大便次数较多，有时每天可多达 10 余次，因此需加强肛周护理，预防伤口感染。每次便后及时用棉球或干净且质量好的湿纸巾清洁肛门，如肛周皮肤发红可外涂伤口保护剂。巨结肠术后患儿严禁测肛温。白天有专人守护时，

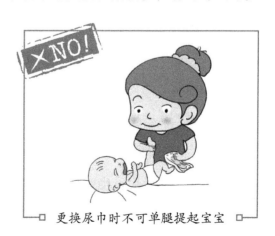

更换尿巾时不可单腿提起宝宝

可以臀部垫尿巾，暴露肛门，但是要注意保暖。更换尿巾时提双小腿，严禁抓单腿提起。

（3）并发症的观察

①小肠结肠炎是引起先天性巨结肠患儿死亡最主要的原因。死亡率极高，新生儿更易发生。当患儿出现高热、腹泻、腹胀并排出腥臭样大便时，应警惕小肠结肠炎的发生，严重者可出现呼吸困难或衰竭，若治疗不及时可导致死亡。

②吻合口瘘：是根治术早期最严重的并发症，临床表现为发热、腹痛、腹胀、肛门无排气排便等盆腔脓肿和腹膜炎表现，严重者危及生命。

③吻合口狭窄：可能是由于吻合口水肿，新生儿本身肠腔狭小，术后早期出现肠梗阻的可能性大。鞘内结肠拖出术是经肛门手术，结肠由直肠肌鞘内拖出，肛管为双层肠壁组成，容易收缩狭窄。另一重要的原因是疤痕的形成。术后临床表现为排便困难、污粪。扩肛是预防及治疗吻合口狭窄的最佳方法，术后2周即开始扩肛，每天一次，并训练患儿养成排便习惯，加强饮食管理，必要时行灌肠治疗。

④伤口感染、裂开：新生儿腹壁薄，术后腹胀、感染均会增加伤口裂开的概率。随着腹腔镜手术的开展，伤口感染、裂开的发生率大大降低。若患儿出现发热、伤口红肿、有脓性分泌物应考虑伤口感染，应及时就诊，伤口局部外涂络合碘、伤口外用伤口喷剂，每4小时一次。

⑤肠梗阻：术后发生肠梗阻的原因多为肠粘连。若患儿出现腹胀、呕吐、肛门停止排便时，应及时就诊。对肠梗阻患儿可给予禁食、胃

肠减压等保守治疗，多数可缓解症状而治愈，极少需再行剖腹探查手术。

⑥便秘复发：便秘复发的原因主要有病变肠管切除不足、肠炎反复发作、内括约肌痉挛和吻合口狭窄、合并神经系统病变。护理措施包括术后早期扩肛、鼓励患儿多饮水、灌肠治疗。家长需要学习掌握家庭灌肠治疗方法，减轻患儿腹胀。

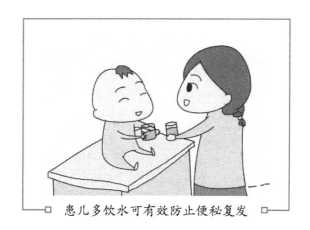

患儿多饮水可有效防止便秘复发

⑦污粪、失禁：巨结肠术后污粪的发生率很高，轻者偶有发生，重者每晚出现，甚至肛门失禁，失去控制大便的能力。由于内括约肌切除过多，吻合口在齿状线以下的患儿容易发生污粪。患儿多数在半年后好转，两年左右痊愈。晚期仍有污粪或失禁者宜进行肠道管理，以改善症状。

7. 先天性巨结肠术后为什么要扩肛?

先天性巨结肠术后在伤口愈合的过程中容易形成肛门狭窄,影响正常排便。为了防止肛门狭窄,减轻排便时的阻力,预防术后吻合口狭窄,刺激患儿肠蠕动,改善患儿术后的排便功能需要进行扩肛治疗,扩肛治疗一般在术后两周后进行,要根据患儿年龄选择大小合适的扩肛器,在医师指导下每天 1 次,每次 10 ～ 15 分钟,以解除肛门内括约肌痉挛,促使肛门有效地排气排便,防止肛门狭窄。先天性巨结肠术后扩肛治疗需要持续 3 ～ 6 个月甚至更长的时间。

 8. 什么是先天性巨结肠并发小肠结肠炎?

小肠结肠炎是引起先天性巨结肠患儿死亡最常见的原因。小肠结肠炎患儿死亡率极高,新生儿更易发生,严重程度及死亡率更高。小肠结肠炎症状主要的表现为高热、腹胀明显、呕吐、排出腥臭带血的稀便,严重者全身反应极差,出现呼吸困难或衰竭。若治疗不及时或不适当,可危及生命。由于小肠结肠炎是肠管扩张、肠壁变薄缺血、肠系膜在细菌和毒素的作用下产生粪水导致出血甚至穿孔,形成腹膜炎,并发肠穿孔死亡率更高。小肠结肠炎的预防在于早发现、早治疗。

☀ 先天性肠闭锁 ☀

1. 什么是先天性肠闭锁?

先天性肠闭锁是从十二指肠到直肠间发生的肠道先天性闭锁，是新生儿外科中较常见的消化道畸形。闭锁可以发生在肠管的任何部位，回肠多见，十二指肠次之，空肠较少，结肠少见，发生率为 1/5000。另外有 10% ～ 15% 的患儿为多发闭锁。

先天性肠闭锁临床特点主要为：

（1）呕吐：多于第一次喂奶后或生后第一天出现。肠闭锁位置越高，呕吐出现越早，末端回肠闭锁生后 2 ～ 3 天才出现，呕吐呈进行性加重。高位肠闭锁者呕吐物为奶块，多含有胆汁；低位闭锁者呕吐物可呈粪便样并带臭味。

（2）腹胀：高位闭锁患儿的腹胀仅限于上腹部，大量呕吐后或用胃管抽出胃内容物后，腹胀明显减轻或消失。低位闭锁的患儿，全腹

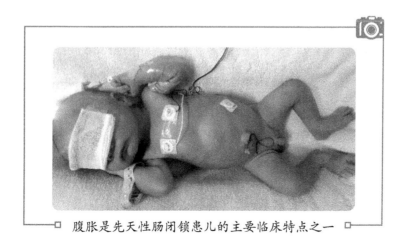

腹胀是先天性肠闭锁患儿的主要临床特点之一

呈一致性膨胀，进行性加重，大量呕吐或抽出胃内容物后，腹胀仍无明显改变，可见肠型。

（3）排便异常：出生后患儿无正常胎便排出或仅有少量灰白色或青灰色黏液便。

（4）全身情况：生后几小时患儿很快出现躁动不安，不吃奶或吸吮无力，出现脱水及中毒症状，且常常伴有吸入性肺炎，全身情况迅速恶化。

根据肠管外观连续性有无中断、肠系膜有无缺损及肠管形态将先天性肠闭锁分为四型：

（1）Ⅰ型：肠管外形连续性未中断，仅肠腔内有一个或多个隔膜使肠腔完全闭锁。

（2）Ⅱ型：闭锁两侧均为盲端，其间有一条纤维索带连接，其毗邻的肠系膜完整。

（3）Ⅲ型：闭锁两盲端完全分离，无纤维索带相连，毗邻的肠系膜有一"V"形缺损，此为Ⅲa型。Ⅲb型患儿两盲端系膜缺损范围大，远侧小肠如刀削下的苹果皮样呈螺旋状排列。小肠系膜缺如，小肠长度明显缩短。

（4）Ⅳ型：为多发性闭锁，各闭锁段间有索带相连，酷似一串香肠；部分闭锁肠系膜有"V"形缺损。

2. 先天性肠闭锁怎样治疗?

先天性肠闭锁患儿一旦确诊,在纠正水电解质紊乱及酸碱平衡失调情况下,立即予以手术。手术治疗以恢复肠管连续性和保证吻合后的肠管通畅为原则。手术方式为:

(1)肠切除肠吻合术:是治疗十二指肠闭锁和环状胰腺可供选择的手术方式之一,包括菱形吻合术(近端横向切口、远端纵向切口)和十二指肠侧侧吻合术。

(2)肠管端端吻合并造瘘术:小肠闭锁需明确闭锁类型及可能的病因,远端小肠开放造瘘,切除近端扩张、缺血肠管,尽量避免过多切除远端肠管;远端肠管注入生理盐水,保持肠管通畅,测量残留肠管长度,端端单层间断缝合或行肠管延长术。

3. 先天性肠闭锁患儿术后怎样护理?

先天性肠闭锁患儿一般是低体重儿或早产儿,住院时间长,所以出院后的家庭精心照护尤其重要。

(1)合理的喂养:告知家长母乳喂养为最佳的喂养方法,鼓励和支持母亲坚持母乳喂养,或遵医嘱使用特殊医学奶粉。合理喂养,逐渐增加奶量。用奶瓶喂奶时,孔不宜过大,以缓慢滴落为宜,否则乳汁流量过快,易引起呛咳,甚至发生窒息。同时不宜过小,以免吸奶费力引起疲劳。喂完奶后，患儿左右交替呈侧卧位，防止呛奶。应及时补充维生素 D 和铁剂等营养物质，早产儿纠正胎龄达 4 ～ 6 月时，应与足月儿一样适时适当地添加辅食。

（2）保暖：宝宝的房间应当阳光充足，温度和湿度适当，温度应保持在 24℃～ 26℃，相对湿度 55% ～ 65%，保持安静，减少噪音的刺激，睡眠时拉上窗帘，减少光线的刺激。如果室内温湿度达不到上述要求，要根据天气变化增减被服，适当控制温度。

（3）观察：注意观察患儿腹部及排便情况，如果排便好，肚子不胀时，可以缓慢加奶。如果 24 小时以上未排大便，用开塞露塞肛。每天餐后 30 分钟以上按摩腹部约 2 ～ 3 次，妈妈用手掌在婴儿的脐部按顺时针方向轻轻推揉按摩 15 分钟左右，促进孩子的肠管蠕动，促使肠胃对食物的消化，可改善宝宝便秘的情况。如果患儿出现呕吐、腹胀、不排大便或大便带血，应及时就诊。

（4）环境：保持室内空气清新；宝宝的喂养用具要专人专用，食具每次用后清洁消毒；衣服、被褥和尿布要柔软，并保持干燥和清洁。母亲在哺乳和护理前应用流动水洗手，并用温开水清洁乳头。除看护人外，避免患儿与人过多的接触，如家人患上呼吸道感染时，需对宝宝行保护性隔离，尽量减少亲友的探视，避免交叉感染。

（5）造口的护理：肠造瘘术后，瘘口开始排便，可以使用造瘘袋，便于保护造瘘口旁的皮肤和防止污染伤口。

（6）并发症观察与护理：

①吻合口瘘：临床表现为病情恶化、腹胀、呕吐，腹部平片提示腹

腔有游离气体。

②短肠综合征：肠功能紊乱程度预测主要依赖已知的残留小肠长度，如丢失70%的小肠长度或者术后剩余小肠长度少于70cm的患儿，考虑短肠综合征诊断。对于残留小肠小于75cm尤其回盲瓣切除的患儿，可能出现排便次数增加及过多体液丢失的问题。术后需在医院予以静脉营养，一旦肠功能恢复，逐步由肠外营养过渡到肠内营养。

☀ 先天性食道闭锁 ☀

1. 什么是先天性食道闭锁?

先天性食道闭锁及气管食管瘘是新生儿严重的先天畸形之一。国外发病率为1/2500～1/3000，国内发病率约为1/4000，男女比例为1.4：1。本病多见于早产未成熟儿，患儿常伴有心血管系统、泌尿系统、骨关节或其他消化道畸形。食道闭锁手术被广泛认为是新生儿外科学中具有里程碑意义的一项手术。随着新生儿重症监护的水平提高，生存率达到了95%。食道闭锁可表现为：

（1）由于食道闭锁胎儿不能吞咽羊水，其母亲常有羊水过多史。

（2）新生儿出生后口腔及咽部有大量黏稠泡

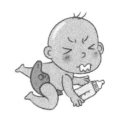

●先天性食道闭锁患儿易口吐泡沫还不能吃奶

沫，并不断向口鼻外溢出。第一次喂奶或喂水，吸吮一两口后，患儿可出现剧烈呛咳，奶或水从口腔、鼻腔反溢，同时有发绀及呼吸困难，甚至窒息症状，经吸引消除后可以恢复正常，但再次喂食又反复出现同样症状。

（3）伴有食管气管瘘者，由于酸性胃液经瘘管反流入气管、支气管，很容易引起化学性肺炎或肺不张等疾病，之后继发细菌感染，出现发绀、气促、肺部湿性啰音等情况。同时因大量气体随呼吸道经瘘管进入胃肠道，出现腹胀等情况。如系无瘘管者，气体不能经食管进入胃肠道内，则呈舟状腹。

（4）胃管经鼻或者口腔插入食管至 8 ～ 12cm 处受阻，继续插入则导管可从口腔内返出。

食管闭锁通常采用 Gross 五型分类方法：

（1）Ⅰ型：食管上端闭锁、下端闭锁，食管与气管无瘘管，约占 6%。

（2）Ⅱ型：食管上端与气管间形成瘘管，下端闭锁，约占 2%。

（3）Ⅲ型：食管闭锁，下端与气管相通形成瘘管，此型临床最常见，约占 85%；对于食管两盲端间距离 > 2cm 为Ⅲa型，食管两盲端间距离 < 2cm 为Ⅲb型。Ⅲb型最为多见，占患病总数的 85% ～ 90%。

（4）Ⅳ型：食管上、下端均与气管相通形成瘘管，约占 1%。

（5）Ⅴ型：食管无闭锁，但有气管食管瘘，形成 H 型瘘管，约占 6%。

因此，当宝宝出生后如出现进食后反复呛咳，或口吐白泡泡等情况需警惕食道闭锁，应马上就诊。

2. 先天性食道闭锁怎样治疗?

唯一的治疗方法是手术治疗, 一旦确诊, 应积极做好术前准备, 早期手术。手术以矫正畸形、重新建立消化道通路并且消除患儿气管食管瘘为原则。

食管闭锁并气管食管瘘的治疗主要取决于其病理类型和全身状况, 可行一次手术或分期手术。绝大多数食管闭锁伴气管食管瘘的病例能通过一次手术完成, 行气管瘘修补和食管端端吻合术。H 型的气管食道瘘（病理 V 型）者则在颈部可完成瘘管切断加两侧瘘口修补术。

 3. 为什么食道闭锁术后可能会发生吻合口瘘?

吻合口瘘是食道闭锁术后最严重的并发症, 有文献报道其发生率为 5%～42%, 对吻合口瘘的处理将直接影响到该病的预后甚至死亡。食道闭锁患儿多有低体重、营养不良、感染等问题存在, 且术后食管充血水肿, 因此易发生吻合口瘘。有些学者认为吻合口瘘的发生与食道远近端之间的距离、局部组织缺血、胃食管反流等有关。尤其是与吻合口的张力有关。因此, 术后应抬高床头 30°, 保持患儿安静、颈部前倾位, 可以减小伤口张力。

4. 先天性食道闭锁患儿术后怎样护理?

（1）喂养：术后正确的喂养是手术成功的关键。

①提倡母乳喂养，食道闭锁术后吃奶容易发生呛咳，妈妈可以将母乳挤出来用奶瓶喂，便于掌握进奶速度。少量多餐，逐渐增加奶量。

②喂奶时速度宜缓慢，选用小孔奶嘴，使患儿有充足的时间吞咽；可以根据患儿吸吮情况，间断休息片刻再喂养，以免引起呛咳、呕吐而影响吻合口愈合。保持患儿上半身30°半卧位，喂完后轻拍背部，如没有呛奶、呕吐，可缓慢增加奶量。

③如有呛咳应暂停喂养，休息片刻，将宝宝置于侧卧位，用空心掌轻拍背部，直到呛咳缓解。如果有呛咳不止、呼吸困难或发绀不能缓解，应马上去医院。

④术后有吻合口瘘可继续留置胃管行鼻饲喂养，直到吻合口瘘愈合。

⑤按时添加辅食，依照由少到多、由稀到稠、由一种到多种的原则逐渐添加辅食，且注意补充维生素D及钙剂。

（2）保暖：食道闭锁患儿体重低，抵抗力弱，容易并发肺炎。宝宝的房间应当阳光充足，温度和湿度相当，温度应保持在24℃～26℃，相对湿度控制在55%～65%；保持安静，减少噪音的刺激，睡眠时拉上窗帘，减少光线的刺激。如果室内温湿度达不到上述要求，要根据天气变化增减被服，适当的控制温度。

（3）环境：房间每日定时开窗通风2～3次，保持室内空气清新；宝宝的用具要专用，奶具每次用后消毒；母亲在哺乳和护理前流动水洗手，并保持乳头的清洁。衣服、被褥和尿布要柔软，并保持干燥和清洁。除看护人外，避免患儿与人过多的接触，如家人患上呼吸道感染时，需行保护性隔离，尽量减少亲友的探视，避免交叉感染。

（4）观察：在喂养过程中，若发现患儿出现吞咽困难、呛奶等情况，应及时来医院就诊，及时行X线碘水造影检查，以确定是否有食管狭窄发生。如确诊为食管狭窄，应早期行食管扩张术，根据吻合口狭窄的程度，选择外径为4～8mm的气囊导管，由小到大，逐次扩张。扩张术后密切观察患儿有无呕吐、腹胀等情况，警惕吻合口瘘的发生。

（5）复查：定期复查，出院后每月来医院检查1次，随访半年至1年。

 5. 食道闭锁术后为什么要随访?

先天性食道闭锁患儿术后常见食道狭窄等并发症，定期复查尤为重要。随访时须携带相关病历资料。门诊复查的频率：出院后每1～2月带患儿来医院检查一次，复查半年到1年。

出院后注意事项：在喂养过程中，若发现患儿吞咽困难、呛奶及呕吐等情况，应及时来医院就诊，以确诊是否有食管狭窄发生。如确诊为食管狭窄，应早期行食管扩张术。

☀ 先天性膈疝 ☀

 1. 什么是新生儿先天性膈疝?

先天性膈疝是由于膈肌先天性发育不良而导致的畸形,腹腔脏器经膈肌缺损疝进入胸腔,引起一系列病理生理变化,对心肺功能、全身状况均造成不同程度的影响,新生儿先天性膈疝发病率约为 1 : 2500,病死率高达 30% ~ 60%,是新生儿急危重症之一。适时手术是治疗先天性膈疝最有效的途径。先天性膈疝通常在孕 25 周前能诊断出,产前诊出率为 16% ~ 97%。由于胎儿期诊断为先天性膈疝的患儿出生后处理及先天性膈疝的特殊性,产后围手术期的护理成为手术成功的关键。

先天性膈疝患儿的主要表现:

(1)新生儿期呼吸系统症状:腹腔脏器疝入胸腔,导致胸腔内压力增加,压迫心肺,患儿出生后数小时即出现阵发性呼吸困难、急促、发绀,严重者在出生后数小时内即出现呼吸急促,并有明显青紫,发作往往是阵发性的,即在哭吵或喂奶、变动体位时加重。如不及时、恰当处理可危及生命。

(2)消化系统症状:约 25% 伴发肠旋转不良、脏器发生嵌顿者出现呕吐现象。

(3)循环系统症状:持续性肺动脉高压可出现呼吸短促、酸中毒、低氧血症、高碳酸血症、低体温、低血钙、低血镁等。

(4)体征:患侧胸部呼吸运动减弱,心脏向健侧移位。胸壁叩诊可呈浊音或鼓音,有时有肠鸣音。当疝入胸腔脏器较多时会出现舟状腹。婴幼儿及儿童期往往膈肌缺损较小，对肺的发育影响较小，表现为反复的上呼吸道感染，有时无明显症状，仅在胸部 X 线检查时偶尔发现异常。部分患儿有明显的慢性消化道症状和反复的咳嗽、发热，多次检查后发现病变。部分患儿突然出现呼吸急促、明显的呼吸困难、发绀、辗转不安并伴有胸骨后疼痛和腹痛，常伴有呕吐咖啡色胃内容物，并有肠梗阻表现，则考虑嵌顿疝，需及时行手术治疗。

2. 先天性膈疝怎样治疗?

手术治疗、手术修补发育缺损的膈肌是抢救和治疗膈疝的唯一手段。在胸腔镜下行膈肌修补手术，脏器就不会再疝入胸腔。但是术前保持半卧 35° ~ 45° 很重要，偶尔的体位改变，有可能导致更多的脏器疝入胸腔，引起呼吸困难、发绀加重。一旦确诊应尽早手术治疗。

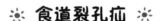

☀ 食道裂孔疝 ☀

1. 什么是食道裂孔疝?

当由于先天性原因导致膈肌食管裂孔，膈下食管段、胃之间结构发生异常，出现膈下食管、贲门、胃底随腹压上升而进入纵隔以及胃内容物向食管反流，称之为先天性食道裂孔疝。本病欧美地区发病率高达 0.5%，但出现症状的仅占其中的 5%。随着影像学技术的进步，该病的检出率正逐年提高。先天性食道裂孔疝根据病理分为：滑动型、食管旁疝和混合型三种。

临床表现：

（1）呕吐：食道裂孔疝患儿典型的病史是自出生后即出现呕吐，其中 80% 病例是在出生后第一周内，另约 15% 是 < 1 个月。轻微的仅出现溢奶症状，严重者呈喷射性，平卧时或夜间比较频繁。一般呕吐量大、剧烈者，大部分呕吐物中含血性物，呈棕褐色或咖啡色等。

（2）吞咽困难：反流性食管炎逐渐加重，食管下段肌层受累，出现纤维化，导致食管短缩、狭窄，出现吞咽困难。由于许多新生儿仅伴有小裂孔疝，症状不典型，往往在临床上呕吐频繁或在行 X 线检查中才得以发现。

（3）呼吸道症状：胃食管反流，多见于夜间，可造成误吸，上呼吸道反复感染，近一半患儿因反复的上呼吸道感染前来就诊。所以经久不愈的呼吸道感染者须考虑有该病的可能。

 2. 食道裂孔疝怎样治疗？

食道裂孔疝治疗目的主要是：消除反流、缓解压迫、预防食管炎症及胃扭转嵌顿。滑动性食道裂孔疝则需根据反流程度及临床症状轻重进行决定，X线显示的小型疝和柱状疝可先保守治疗，包括体位、药物等方法。保守治疗的方法为：

（1）体位：患儿吃奶、睡觉、休息、沐浴时都应将患儿上半身抬高，置于60°～90°的半卧位，有呕吐时应头偏向一侧，防止窒息。半卧位可以促进胃排空，减少反流频率及反流物误吸。

（2）合理喂养：促进生长发育，给予少量多次喂养，缓慢加奶，母乳喂养儿增加哺乳次数。4个月以上可以添加辅食的婴儿可以选用稠厚饮食，如在牛奶中加入糕干粉、米粉或进食谷类食品。餐后用空心手掌适当轻拍背部。睡前2小时不进食，保持胃处于非充盈状态。

（3）药物：遵医嘱使用药物治疗。可使用胃动力药如吗丁啉及治疗食管炎的药物奥美拉唑治疗，防止胃食管反流。

（4）观察：保守治疗疗程通常为3个月左右。应注意观察患儿呕吐是否好转、体重有无增加、有无贫血、是否经常发生呼吸道感染等，如果没有好转应及时就诊。随着膈肌的发育，部分患儿可自行缓解而免于手术。对于食道旁疝和混合型疝患儿，由于有胃出血、穿孔、梗阻、胃扭转等危险，同时伴随有呼吸感染症状，通常主张手术治疗。

手术指征为：

（1）经非手术治疗3～6个月，症状不改善者。

（2）合并食道下端狭窄，严重反流性食道炎，尤其是夜间反流者。

（3）经常发生呼吸道感染者。

（4）反流造成消化道出血、严重贫血者。

（5）严重营养不良、影响生长发育者。

（6）疝囊较大压迫心肺而危及生命或疝内容物发生嵌顿、绞窄者则应急诊手术。

食道裂孔疝常用手术方法：随着腹腔镜设备的发展和腔镜技术水平的提高，腹腔镜下修补食道裂孔疝，同时行胃底折叠术治疗食道裂孔疝及胃食管反流病取得了较好的疗效。

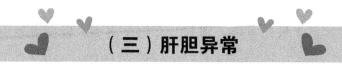

（三）肝胆异常

 1. 什么是新生儿先天性胆总管囊肿?

先天性胆总管囊肿又叫胆总管扩张症，分为婴儿型和儿童型。婴儿胆总管远端狭窄，胆总管呈囊状扩张，是先天性肝胆系统畸形中常见的先天异常。婴儿胆总管囊肿患儿有的会表现为黄疸、排白色大便，有的则没有任何症状。一旦确诊，应及时手术治疗。

一般认为亚洲人群中先天性胆总管囊肿的发病率明显高于欧美，多在婴儿期和儿童期发现。60% 的患儿 10 岁前明确诊断，若不给予及时有效的治疗，随着病情的不断进展，会引发一系列严重并发症，对患儿生命安全具有极大威胁。此病分为以下五种分型：

（1）Ⅰ型：胆总管囊性扩张型。

（2）Ⅱ型：胆总管憩室型。

（3）Ⅲ型：胆总管末端囊肿脱垂型。

（4）Ⅳ型：肝内外胆管多发性扩张型。

（5）Ⅴ型：仅有肝内胆管扩张。

临床上90%～95%为Ⅰ型扩张的病例，并根据扩张胆管形态的不同分为囊性扩张和梭形扩张。

2. 胆总管囊肿如何治疗？

一旦确诊，应及时手术治疗，早期手术可预防并发症，本病如不手术治疗，延迟治疗不但增加患儿的痛苦，而且会因反复感染、阻塞性黄疸引起化脓性胆管炎、胰腺炎、胆汁性肝硬化、胆总管穿孔而危及生命。

腹腔镜下囊肿切除、肝总管与空肠做Roux-Y吻合术是治疗先天性胆总管囊肿的标准术式。腹腔镜手术具有视野放大清晰、手术创伤小、术后恢复快的特点。全程腹腔镜下胆总管囊肿微创手术，只需打四个针眼大小的孔，就可将囊肿切除，对宝宝而言创伤小、手术伤口无疤痕，宝宝恢复得更快。

治疗过程中需注意观察患儿有无腹痛、大便颜色及黄疸情况，注意有无发热、恶心、呕吐等症状。囊肿巨大患儿应卧床休息，取半卧位，避免剧烈运动，以免囊肿破裂。

 3. 胆总管囊肿新生儿需要长大一点才能做手术吗?

（1）随着产前超声检查的运用，越来越多的无症状性胆总管囊肿在胎儿期就被诊断出来。这些婴儿会面临胆管炎、囊肿破裂、喂养困难或者因为囊肿压迫肠管或胃而导致呕吐等潜在风险，更有甚者，长时期胆汁淤积可能导致肝硬化以及门脉高压症。梗阻性黄疸及囊肿增大已被视为早期手术适应证。但是对于无症状的新生儿，由于部分患儿在新生儿期血清胆红素表现为正常或轻微升高，且胆总管囊肿不大，临床症状不明显。这两个因素将掩盖肝脏损害的进程，使得很多家长想等孩子大一点再手术。我们通过肝脏生化检查发现，这些产前被发现的无症状患儿在新生儿期就已经开始出现肝脏功能损害，越晚手术的肝脏功能将越异常。

（2）一般视肿块大小确定手术时机：如肿块大小在 5cm 以内，且无临床症状者可待宝宝满月后再行手术；肿块大小 > 5cm 且症状明显者于生后两周行手术治疗。产前诊断及新生儿期确诊的胆总管囊肿患儿，早期手术治疗可以减少梗阻性黄疸、胆道炎症、胆道结石，特别是肝硬化的发生。在各方面技术条件成熟的情况下，新生儿期行腹腔镜下胆总管囊肿切除术，术中较易分离，术中及术后并发症的发生率较其他月龄婴儿减少。新生儿胆总管囊肿更早发生肝功能损害和肝纤维化，即使没有黄疸发生，随着年龄增长也会出现不同程度肝纤维化，且有发生胆道穿孔的风险，建议尽早手术治疗。

早期手术有如下优点：

①防止进一步的肝脏损害，尤其是对在妊娠早期被确诊胆总管囊肿的患儿。

②有利于肝脏功能的完全恢复。

③纠正胆总管狭窄这一产前诊断胆总管囊肿患儿的常见并发症。

④达到早期清除泥沙状结石的目的，并可有效避免完全性胆道梗阻及自发性穿孔。

⑤较轻的粘连可以降低损伤血管和周围组织的风险。

因此，在观察和护理宝宝过程中，发现异常需及时就医，明确诊断后，及时行手术治疗尤其重要。

4. 为什么新生儿的大便是白色的?

新生儿正常的大便应呈黄色，这是因为肝细胞分泌的胆汁进入肝肠循环后，经过一系列化学变化，胆汁中黄绿色的胆黄素变成黄褐色，并随大便排出体外。胆道闭锁的患儿，因为胆汁进入肠道的通道阻塞导致消化道内无胆汁，排出的大便中不含胆汁，导致大便呈灰白陶土样。

5. 先天性胆道闭锁患儿有哪些表现?

胆道闭锁患儿最关键的特征是黄疸,一般在生后两到三周逐渐显露。随着日龄的增长,黄疸逐渐加深,皮肤呈金黄色甚至褐色,黏膜、巩膜黄染。到晚期甚至泪液及唾液也呈黄色,粪便变成棕黄或淡黄,随着黄疸的加重大便逐渐变成浅黄、偏白色及陶土样灰白色或米色,以后成为无胆汁的陶土样灰白色。尿的颜色随着黄疸的加重而变深。黄疸出现后通常不消退,且日渐加深,同时伴有体重不增,晚期可出现肝纤维化和肝硬化症状,如出现腹水、肝脾肿大等。主要体征为腹部膨隆、肝脏肿大。

 6. 先天性胆道闭锁如何治疗?

手术治疗是胆道闭锁的唯一治疗方法,手术原则为解除胆道梗阻、重建胆肠引流。最常见的手术方式为葛西手术,诊断较晚的胆道闭锁或由于葛西手术效果不好的患儿,发生不可逆的肝功能障碍时,可以来医院进行综合评估,进行肝移植。

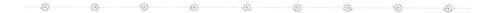

7. 胆道闭锁患儿什么时候做手术合适?

胆道闭锁的治疗时机非常重要，普遍认为患儿年龄越大，术后效果越差，但不应做绝对的限制。根治手术要根据病情和治疗的意愿个体化区分。手术患儿年龄普遍建议在 50 ～ 70 天，最迟不超过 90 天。对于大于 120 天的患儿，手术效果会更差，应主张等待肝移植。家长发现孩子异常需及时就诊，避免错过最佳手术时机。

 8. 胆道闭锁术后如何对患儿进行家庭护理?

患儿在胆道闭锁手术后可能出现各种并发症，术后精心的家庭护理至关重要。

（1）体位：患儿在家吃奶、睡觉、玩耍时都尽量保持半卧位，上半身抬高 35° ～ 45°，可以左右侧卧位交替，促进胆汁排到肠道，以减少胆汁反流引起胆管炎的发生。

（2）喂养：首选母乳喂养，如果患儿腹部不胀，排大便好，可以少量多餐，特殊情况的遵医嘱使用深度水解配方奶粉。随着患儿生长发育的需要，逐步添加辅食，少量多餐，建议进食高蛋白、高能量、低脂肪、低盐饮食。

（3）环境:患儿抵抗力弱，容易感染。房间应定时通风，注意保暖。减少家里陪客，保证空气新鲜，接触患儿前后均要洗手，防止交叉感染。

（4）口服药：正确遵医嘱服用口服药。此类患儿术后用药较多，其中包括激素类、保肝、退黄药物等，每种药物口服时间隔半小时，不要把药物和奶混合在一起喂养。胆道闭锁术后正确持续用药尤其重要，避免骤然停药。

（5）密切观察：密切观察患儿大便颜色及皮肤黄染消退情况，可以将每天排的大便拍照，进行颜色对比，看颜色是变淡或变黄；如果大便颜色有变淡，皮肤黄染有加深，应及时就诊。保持患儿伤口清洁干燥，注意观察腹部情况，监测体温变化。

（6）皮肤护理：胆道闭锁患儿全身皮肤黄染，出汗比较多，皮肤瘙痒。应保持皮肤清洁，每日给予温水擦拭全身2～3次；勤换衣服，应使用棉质柔软的衣服；勤修剪指甲，防止抓伤皮肤。

（7）定期复查：一般术后1个月为首次复查时间。定时复查肝功能，如患儿出现精神差、发热、黄疸加深、腹胀、大便颜色变浅等情况时应及时就诊。

9. 胆道闭锁术后为什么会并发胆管炎?

早期胆管炎发生在术后第1周左右，危害较大，因为此时吻合口上皮未完全愈合，局部炎症水肿，极易使开放的胆小管闭塞，胆汁引流中断，黄疸加深而影响预后。晚期胆管炎发生在术后1个月左右，可引起门脉高压。无论哪一期胆管炎均可因反复感染使肝功能损害加重。

术后胆管炎患儿表现为无诱因的发热、体温大于 38.5℃、哭闹、精神萎靡或烦躁、腹胀、排白色大便、皮肤黄疸加深或褪而复升、血胆红素上升、肝功能差等。

胆管炎是胆道闭锁术后常见的严重并发症。可能是由于肝内胆管结构改变、胆汁引流不畅等多种因素协同所致。胆管损伤、胆管发育不良、肠道微生物迁移和肠内容物反流引发的逆行感染是其发生的主要的原因。

10. 胆道闭锁术后为什么要坚持口服药及长期随访？

胆道闭锁术后需长期坚持服用口服药的原因：

（1）利胆药物的长期应用。

（2）术后应用激素药物已在临床广泛使用，可提高毛细胆管膜的电解质转运,刺激胆流量,可抑制炎症和免疫过程,从而提高术后早期退黄率。

（3）术后预防性使用抗生素,可减少炎症的发生。

胆道闭锁术后定期随访的重要性：

（1）可以根据黄疸消退的情况，调节药物剂量，达到个体化治疗的作用。

（2）根据患儿病情的进展和肝功能情况进行营养、预防接种和肝移植前准备的指导。随访时间为术后 1 个月、3 个月、6 个月、1 年、2 年、5 年、10 年、20 年。

参考文献

[1] 张金哲. 小儿外科学（上册）[M]. 北京：人民卫生出版社，2014：1370-1382.

[2] 蔡威, 孙宁, 魏光辉. 小儿外科学 [M]. 北京：人民卫生出版社，2015：9-422.

[3] 郑珊. 实用新生儿外科学 [M]. 北京：人民卫生出版社，2013：216-561.

[4] 刘磊, 夏慧敏. 新生儿外科学 [M]. 北京：人民军医出版社，2011：223-680.

[5] 张玉侠. 实用新生儿护理学 [M]. 北京：人民卫生出版社，2015：310-359.

[6] 崔炎. 儿科护理学 [M]. 北京：人民卫生出版社，2012：229-250.

[7] 陈牡花, 易赛君. 新生儿常见疾病的护理 [M]. 汕头：汕头大学出版社，2018：67-162.

［8］朱丽辉,肖艾青.新生儿家庭护理［M］.北京:人民卫生出版社,2017:37-104.

［9］赵向荣,李奇.奶爸当家——超级奶爸速成手册［M］.广州:世界图书出版广东有限公司,2018:3-91.

［10］王丹华.怀孕分娩育儿100问［M］.上海:上海科学普及出版社,2006:12-101.

［11］冉伶,杨德华.儿童保健育儿之问答［M］.北京:中国原子能出版社,2017:3-148.

［12］周崇高,王海阳,许光.经腹腔镜手术治疗3个月内婴儿先天性胆总管囊肿［J］.临床小儿外科杂志,2016,15（1）:38-40.

［13］周红,陈永卫.腹腔镜行先天性巨结肠根治术患儿的护理［J］.中华护理杂志,2001,36（8）:595－597.

［14］黄寿奖,秦琪,吕成杰.腹腔镜下肛门成形术治疗直肠肛门畸形的并发症分析［J］.中华小儿外科杂志,2017,38（1）:51-54.

［15］刘晓然,胡丽君,邓世蓉.先天性肛门直肠畸形患儿延续护理照顾者需求及影响因素分析［J］.中国护理管理,2018,18（1）:98-102.

［16］钱小芳,刘桂华,郭斌.新生儿先天性肠闭锁及狭窄围手术期护理研究进展［J］.中华现代护理杂志,2013,19（33）:4186-4188.

［17］夏仁鹏,周崇高,王海阳.新生儿肠闭锁147例诊治分析［J］.中华新生儿科杂志,2018,33（66）:442-445.

［18］张旦红，徐永根，徐洪军.不同卧位联合呼吸机辅助呼吸支持管理在预防先天性食道闭锁术后并发症的效果［J］.中华现代护理杂志，2012，18（3）：318-320.

［19］周崇高，李碧香，王海阳.先天性食管闭锁两种手术途径的对比研究［J］.临床小儿外科杂志，2010，9（2）：112-113.

［20］周崇高，李碧香，夏仁鹏.先天性食管闭锁并食管气管瘘胸腔镜手术探讨［J］.中华小儿外科杂志，2016，37（10）：738-741.

［21］万宏，李天竹.健康教育对经肛门行巨结肠根治术患儿依从性的影响［J］.中国实用护理杂志，2008，24（7）：1-2.

［22］曹春菊，李亚洁，李雪雁.先天性胆道闭锁患儿家长疾病相关知识了解程度及影响因素分析［J］.护理学报，2012，19（6）：4-6.